DES
FDA-SE

GARY JOHN BISHOP

DES
FODA-SE

Saia da sua cabeça

Tradução de
Henrique Guerra

entre na sua vida

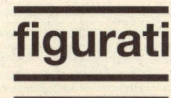

São Paulo, 2018

Desfoda-se: saia da sua cabeça, entre na sua vida
Unfuck Yourself: get out of your head and into your life
Copyright © 2018 by Gary John Bishop.
Published by arrangement with Lennart Sane Agency AB.
Copyright © 2018 by Novo Século Editora Ltda.
All right reserved.

COORDENAÇÃO EDITORIAL: Nair Ferraz
TRADUÇÃO: Henrique Guerra
PREPARAÇÃO: Equipe Novo Século
REVISÃO: Luiz Alberto Galdini
CAPA: Vitor Donofrio
DIAGRAMAÇÃO: Nair Ferraz

EDITORIAL
Jacob Paes • João Paulo Putini • Nair Ferraz
Rebeca Lacerda • Renata de Mello do Vale • Vitor Donofrio

AQUISIÇÕES
Renata de Mello do Vale

Texto de acordo com as normas do Novo Acordo Ortográfico da Língua Portuguesa (1990), em vigor desde 1º de janeiro de 2009.

Dados Internacionais de Catalogação na Publicação (CIP)

Bishop, Gary John
Desfoda-se: saia da sua cabeça, entre na sua vida /
Gary John Bishop; tradução de Henrique Guerra.
Barueri, SP: Novo Século Editora, 2018.

Título original: Unfuck Yousref: get out of your head and into your life

1. Autoajuda 2. Autorrealização 3. Sucesso 4. Falando consigo mesmo
I. Título. II. Guerra, Henrique

18-0401   CDD-158.1

Índice para catálogo sistemático:
1. Autoajuda

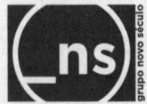

Alameda Araguaia, 2190 – Bloco A – 11º andar – Conjunto 1111
CEP 06455-000 – Alphaville Industrial, Barueri – SP – Brasil
Tel.: (11) 3699-7107 | Fax: (11) 3699-7323
www.gruponovoseculo.com.br | atendimento@novoseculo.com.br

Este livro é dedicado a minhas três irmãs: Paula, Elizabeth e Sandra, a minha mãe Agnes e a meu pai, Patrick. Crescemos juntos, choramos juntos, permanecemos juntos e lutamos juntos. Sou quem sou por mérito de vocês.

Agradeço a pessimistas e sequelados, a mães solteiras e pais desempregados, a sonhadores e aspirantes; eu sou vocês, e vocês podem chegar lá.

"Você é o que você faz,
não o que diz que faz."
- Carl Jung

SUMÁRIO

1. NO COMEÇO **13**
2. "ESTOU DISPOSTO." **33**
3. "SOU PROGRAMADO PARA VENCER." **53**
4. "EU CUIDO DISSO." **73**
5. "EU ABRAÇO A INCERTEZA." **89**
6. "NÃO SOU MEUS PENSAMENTOS, SOU O QUE FAÇO." **107**
7. "SOU PERSISTENTE." **127**
8. "NÃO ESPERO NADA E ACEITO TUDO." **145**
9. E AGORA? **167**

SOBRE O AUTOR **187**

1 NO COMEÇO

"Esta conversa informal é uma bofetada do universo em seu rosto para despertar o seu verdadeiro potencial, para você desfoder-se e tomar espetacularmente as rédeas de sua vida."

CAPÍTULO 1

Já se sentiu como um hamster numa roda, esforçando-se furiosamente para progredir na vida, mas sem chegar a lugar nenhum?

O tempo inteiro, lá está você, preso a um círculo interminável e incessante de blá-blá-blás e julgamentos internos, uma vozinha assoprando que você é preguiçoso ou burro ou não é bom o suficiente. Você nem nota o quanto acredita nisso ou é exaurido por isso, apenas passa o dia trabalhando para superar os estresses e as tensões, tentando viver sua vida. Em vários momentos, você precisa se resignar: caso não remova o seu traseiro desta maldita roda, talvez nunca consiga alcançar o que você deseja na vida. Talvez aquela felicidade que você procura, aquele peso que deseja perder e aquela carreira ou relacionamento que você almeja vão permanecer fora de alcance.

Estas páginas são dedicadas às pessoas que vivenciam esse monólogo autoderrotista. O fluxo interminável de dúvidas e subterfúgios que limita e estraga a vida cotidiana. Esta conversa informal é uma bofetada do universo em seu rosto para despertar o seu verdadeiro potencial, para você desfoder-se e tomar espetacularmente as rédeas de sua vida.

Vamos começar este negócio no lugar certo. Todos os dias, você se envolve em dois tipos de conversa: falar com os outros e falar sozinho. Talvez você seja uma daquelas pessoas que insiste em dizer: "Mas eu não falo sozinho!". Porém, na realidade, a maioria das conversas que você tem no dia a dia é consigo mesmo – tudo isso "desfrutado" na solidão e na privacidade de sua própria cabeça.

Não importa se você é introvertido ou extrovertido, criativo ou prático, você passa boa parte do seu tempo falando com... VOCÊ! Faz isso se exercitando, trabalhando, comendo, lendo, escrevendo, caminhando, enviando mensagens de texto, chorando, argumentando, negociando, planejando, rezando, meditando, fazendo sexo (consigo e com os outros) – seja lá como for. E, sim, você faz isso inclusive no sono.

Na verdade, você está fazendo isso agora.

Não se preocupe, isso não significa que você esteja louco. Ou, talvez, signifique que todos nós sejamos um pouquinho loucos. De qualquer maneira, todos nós conversamos conosco mesmo, então fique à vontade e seja bem-vindo ao show de aberrações.

Estudos revelam que temos mais de cinquenta mil pensamentos por dia. Imagine todas as coisas que você diz a si mesmo que você preferiria não ter dito ou que tenta superar ou derrotar. Embora tenhamos pouco ou nenhuma influência sobre esses pensamentos automáticos e reacionários, temos uma influência enorme sobre aqueles mesmos pensamentos que atribuímos importância. Eles não vêm pré-carregados!

As mais recentes novidades em Neurociência e Psicologia sustentam a ideia de que o *tipo* de conversa em que você se envolve exerce um profundo impacto sobre a qualidade de sua vida. O professor Will Hart, da Universidade do Alabama, conduziu quatro experimentos em que os participantes se lembravam de, ou experimentavam, um evento positivo, negativo ou neutro. Descobriu-se que as pessoas que descreveram o evento neutro, de modo a sugerir que ele estava em andamento, sentiram-se, na verdade, mais positivas. E ao descreverem do mesmo modo um acontecimento negativo experimentaram mais negatividade. Trocando em miúdos, a linguagem que você usa para descrever sua circunstância determina como você a percebe, a experimenta e participa dela, afetando drasticamente como você lida com sua vida e como confronta problemas grandes e pequenos.

A conexão entre o que dizemos e o que sentimos é conhecida há centenas, talvez até milhares de anos. Filósofos como Wittgenstein, Heidegger e Gadamer já sabiam da importância e do significado da linguagem em nossas vidas. Wittgenstein afirmou: "(...) a harmonia entre pensamento e realidade pode ser considerada a gramática da língua".

Eis a boa notícia: estudos continuam revelando que o diálogo interno positivo melhora drasticamente o humor, impulsiona a confiança, incrementa a produtividade e muito mais. Muito mais, mesmo. De fato, como evidenciaram os estudos do professor Hart, o diálogo interno pode ser um dos componentes essenciais para uma vida feliz e bem-sucedida.

Eis a má notícia: o contrário também acontece. O diálogo interno negativo nos deixa de mau humor e também nos dá uma sensação de desamparo. Faz pequenos problemas parecerem maiores – e até mesmo cria problemas onde nenhum existia antes. Atenção para as últimas notícias: o seu diálogo interno está te fodendo e te humilhando de modos inimagináveis.

Com tudo isso em mente, vamos esclarecer uma coisa: mesmo que este seja um livro sobre como usar a linguagem certa para melhorar a sua vida, eu NÃO estou sugerindo que de repente você adote pensamentos positivos ou afirmações pessoais.

Esses assuntos já foram abordados com variados graus de sucesso e com certeza não vamos ficar batendo nessa tecla.

Não vou pedir que diga a si mesmo que você é um tigre como forma de libertar o seu animal interior. Primeiro, porque você não é um tigre... E segundo, bem, porque você não é um tigre. Tudo isso pode funcionar para algumas pessoas, mas sou escocês demais para isso. Para mim, ser solicitado a fazer esse tipo de coisa soa como ser obrigado a engolir um balde de xarope de bordo* fartamente polvilhado com lascas de bengalas doces** do ano passado. Valeu, mas não, obrigado.

Por mais que eu deixe escapar alguns "positivos" por aí, me desculpem, mas esta belezinha que você tem nas mãos vai enveredar por outro rumo! A intenção deste livro é ser uma ajuda autêntica – uma ajuda que pareça genuína e certa para você e o impulsione a níveis mais elevados de seu verdadeiro potencial.

---

* No original, "maple syrup", xarope adocicado feito a partir da seiva bruta do bordo, árvore do gênero *Acer*. (N. do E.)

** No original, "candy cane", doce em forma de bengala muito consumido na época natalina em alguns países do Hemisfério Norte. (N. do E.)

"Se as emoções humanas em grande parte resultam dos pensamentos, logo você pode controlar significativamente os seus sentimentos, controlando os seus pensamentos – ou seja, mudando as frases interiorizadas, ou o seu diálogo interno, com as quais você em última análise criou o sentimento em primeiro lugar."

A DIFERENÇA ENTRE SUCESSO E FRACASSO

Essa citação vem de Albert Ellis, um dos precursores da psicologia moderna. Ellis concluiu que o modo como pensamos e falamos sobre nossas experiências desloca o modo como as sentimos. Em suma, nossos pensamentos e nossas emoções são unha e carne.

Ellis também constatou que a maneira como pensamos muitas vezes pode ser totalmente irracional.

Analise quantas vezes você já se disse algo como: "Sou tão besta", "Eu sempre estrago tudo", "A minha vida acabou" ou fez alguma descrição negativa de um fato, como: "Esta é a pior coisa que já aconteceu comigo".

Levante a mão se você já teve uma reação completamente exacerbada a algo que, em retrospectiva, quase nem marcou no *importanciômetro*? Ok, abaixe a mão, as pessoas estão olhando e você está começando a parecer meio tolo. Se olhar para trás, perceberá que no instante anterior a essa reação exagerada aparentemente aleatória, você teve um *flash* de diálogo interno ultrajante e... BANG! Lá se foi o seu ego bom.

Algumas das coisas que dizemos e fazemos nem sempre são especialmente racionais, mas, assim mesmo, parece que continuamos dizendo e fazendo essas coisas! Além disso, nunca percebemos realmente as consequências que ficam ou o resíduo emocional de se envolver até mesmo com o mais suave de seus diálogos internos negativos.

Sabe, não é sempre que o diálogo interno é dramático, às vezes ele é sutil, mas igualmente desempoderador. Se você estiver trabalhando em algo, pode pensar: "Como isso é difícil. E se eu não terminar a tempo?" Ou se preocupar com todas as diferentes maneiras em que você pode "colocar tudo a perder", coisa que deixa a pessoa num estado ansioso ou preocupado. Às vezes, o diálogo interno negativo provoca raiva, tristeza ou frustração que se manifestam em situações diferentes ou aparentemente não relacionadas.

Esse tipo de diálogo interno não torna sua vida mais fácil. Quanto mais você disser a si mesmo como algo é difícil, mais difícil vai parecer realmente. Infelizmente, estamos sempre ouvindo um fluxo contínuo de nossos pensamentos automáticos mais íntimos e ficamos muito acostumados com a voz crítica em nossas cabeças. Por isso, muitas vezes não percebemos o quanto os pensamentos negativos impactam no nosso humor e no nosso comportamento em momentos específicos. Assim, acabamos deixando de fazer as coisas que nossas mentes racionais querem que façamos.

Um exemplo singelo: pare um instante para pensar nos afazeres diários que você mais abomina, tudo porque, em sua mente, eles parecem piores do que são na verdade. Às vezes, evitamos coisas simples como dobrar a roupa e descarregar a máquina de lavar louça, que na verdade exigem pouco tempo e esforço. Com um número suficiente dessas insistentes coisinhas espalhadas por aí, é fácil reuni-las com os itens maiores, mais importantes, até nos sentirmos esmagados ou exauridos pela vida.

Por que "resistimos" a certas coisas em nossas vidas? Sobre esse tipo de tarefa diária, entabulamos uma conversinha pessoal que está firmemente enraizada num parecer negativo. Procure em sua própria vida quando você age como "mula empacada". É a isso que me refiro. Você tem um seríssimo bloqueio de diálogo interno!

COMO A LINGUAGEM MUDA AS NOSSAS VIDAS

O jeito que falamos não nos afeta apenas no momento. Ele pode infiltrar-se em nosso subconsciente e tornar-se internalizado, mudar nossos pensamentos e comportamentos em longo prazo.

Em termos do cotidiano real, o jeito que se fala consigo mesmo e com os outros molda instantaneamente as formas como percebemos a vida, e essa mesma percepção impacta diretamente o nosso comportamento bem ali, naquele instante. Ignore suas percepções por sua conta e risco! Pior ainda: viva com a ilusão de que você não tem percepções!

Se você fica, às vezes, falando sobre como a vida é "injusta", vai começar a agir de acordo com esse ponto de vista, percebendo ofensas onde elas não existem, ou, como os estudos mostraram, dedicando menos esforço em seu trabalho, porque você já definiu que não vai conquistar nada. A visão injusta rapidamente se tornará sua realidade.

Por outro lado, a pessoa que enxerga o sucesso como se ele estivesse logo ali na esquina não somente mexerá o traseiro para alcançá-lo, mas se sentirá energizada e viva por essa possibilidade e, ao mesmo tempo, pautará suas ações sempre levando em conta essa visão fundamental sobre o sucesso. Sendo mais claro: acreditar que você será bem-sucedido é apenas uma (embora importante) parte do sucesso. Existe, também, uma maneira de realizar coisas grandiosas sem essa convicção, embora a viagem seja um pouco mais espinhosa!

Se você estiver preocupado porque não tem esse tipo de convicção pessoal, CONTINUE LENDO!

Marco Aurélio, o filósofo estoico que virou imperador romano, frisou: "Eis uma regra para se lembrar no futuro, quando algo o fizer sentir-se desiludido: não pense 'Que azar', mas sim 'Que sorte é suportar isso com dignidade'".

Está inteiramente ao nosso alcance determinar como pensamos e falamos sobre nossos problemas. Diálogos internos ou autofalas podem ser um estorvo ou um trampolim. Podem nos deter ou nos alavancar.

Na verdade, filósofos estoicos como Aurélio acreditavam que eventos externos não exercem qualquer poder sobre nós. Criamos nossa própria realidade com as nossas mentes.

"Rejeite a sua percepção sobre o dano e o próprio dano desaparece."

Aqui, dê um tempo para refletir sobre essa afirmação.

O quanto você está disposto a considerar que sua vida é do jeito que ela é, não por causa do peso de suas circunstâncias ou de sua situação, mas, em vez disso, pelo peso do diálogo interno que o puxa para baixo? Que aquilo que você acha que pode e não pode fazer é muito mais diretamente influenciado por alguma resposta subconsciente do que pela realidade da própria vida?!

Se continuar procurando externamente (fora de si mesmo), olhando suas circunstâncias e trabalhando febrilmente para sair delas, você continuará recebendo a mesma resposta. Sem forças, sem alegrias e sem vitalidade. Na melhor das hipóteses, é uma gangorra de sucesso e decepção, felicidade e desespero. Às vezes, as circunstâncias simplesmente não mudam; às vezes, elas estagnam e se cristalizam. E se aquela coisa pela qual você está trabalhando, aquela coisa que certamente vai deixar você sentir-se mais feliz, melhor ou mais confiante não acontecer? O que fazer, então? Mesmo se isso chegar um dia, o que acontece com sua vida entre o agora e *aquele* dia?

"Você não tem que encontrar a resposta, você é a resposta."

Este livro o estimulará a buscar a resposta, não lá fora, mas *dentro* de si mesmo. Não é que você tenha que *encontrar* a resposta, *você* é a resposta. Como eu já disse a meus clientes muitas e muitas vezes: as pessoas passam a vida inteira esperando a cavalaria, e durante todo o tempo não percebem que *elas* são a cavalaria. A sua vida está esperando para que você finalmente apareça.

RETREINE O SEU CÉREBRO – UMA PALAVRA DE CADA VEZ

Todo esse papo sobre o nosso subconsciente não é só um monte de psicologia barata.

Os cientistas descobriram que os nossos pensamentos podem realmente modificar a estrutura física do nosso cérebro. Esse fenômeno, a neuroplasticidade, está revolucionando o modo como pensamos sobre a mente humana.

Passamos nossas vidas aprendendo e experimentando coisas novas. Por isso, nosso cérebro está constantemente organizando e reorganizando as vias neurais que controlam como pensamos e nos comportamos. A melhor parte disso é: comandamos nossos pensamentos de forma a modificar conscientemente essas rotas por nós mesmos. E a maneira mais fácil de moldar esses pensamentos é por meio de diálogo interno consciente e decisivo. O tipo de conversa que "vai direto ao ponto" e assume o controle de sua vida.

Da mesma forma que construímos hábitos repetindo uma ação até ela se tornar "automática", podemos usar, ao longo do tempo, linguagem forte e assertiva para criar mudanças duradouras em nossas vidas. É mais do que apenas pensamentos felizes (não comece ainda a quebrar as bengalas doces) – você está afetando a própria biologia do seu cérebro.

Podemos determinar as nossas emoções ao deslocar nossos pensamentos. Podemos moldar esses pensamentos dedicando uma atenção consciente e diligente a nossas palavras e ao tipo de linguagem em que nos envolvemos. Uma boa parte disso vai se resumir à sua tolerância básica sobre sua mentalidade atual e sua vontade de mudá-la.

O começo de tudo é fazer uma escolha consciente para falar de uma forma útil, em vez de maléfica. Ao utilizar o tipo certo de linguagem e enquadrar nossos problemas sob uma luz mais nítida, podemos literalmente mudar a maneira como encaramos o mundo e interagir com ele.

Todas aquelas coisas que tenho ouvido e lido sobre "criar sua própria realidade"? Não apenas é possível, mas milhões de pessoas no mundo inteiro já estão fazendo isso! E a melhor parte é que as pessoas não só estão criando a realidade: elas realmente atuam sobre ela e a vivenciam.

Lembre-se de que não importa o quanto as circunstâncias da vida possam ser difíceis, desafiadoras ou prementes, o modo como você fundamentalmente se relaciona e se envolve com essas circunstâncias terá uma grande influência na maneira com que elas se desdobram. Novamente, a resposta está no seu interior, e não em seu exterior.

Os modos como falamos, pensamos e, portanto, percebemos o nosso ambiente são os verdadeiros alicerces de nossa realidade. Crie a realidade que você quer vivenciar. Inicie o processo de entabular conversas (consigo e com os outros), as quais, na verdade, moldam essa realidade. Uma maneira simples de reenquadrar meus próprios "problemas" do dia a dia é me relacionar com eles como se fossem oportunidades. Instantaneamente tornam-se itens que utilizo em minha vida para me educar e me expandir. Eu me torno curioso e envolvido com eles em vez de adotar meu ego padrão, irritado e frustrado!

ASSERTIVO *VERSUS* NARRATIVO

Como alguém cria sua própria realidade? Transformando o seu diálogo interno. Ele deixa de ser fluido e narrativo (em que você fala *sobre* si, os outros e a vida, um diálogo de opinião e julgamento), para tornar-se *assertivo,* em que você descarta todo o "ruído" padrão e reafirma seu poder, aqui e agora.

Um dos primeiros erros que cometemos é quando falamos sobre o que *faremos* ou quem nós *seremos.* Nem me venha com esse papo de "um dia vou tentar"! Subconscientemente já estamos determinando quando isso vai acontecer, e, sem dúvida, não é no momento atual.

Uma das razões pela qual tantas vezes abandonamos resoluções de Ano Novo é porque elas geralmente usam a linguagem para descrever o que "iremos" fazer, ou seja, mais tarde. Com muita frequência, elas começam com o que *não* iremos fazer, e tudo isso nos deixa entusiasmados no início, mas sem energia quando confrontados com o momento inevitável em que a realidade nos desfere um soco na cara. Você estará sozinho ali parado no gigantesco buraco em sua vida que foi aberto por aquele comportamento que você está aparentemente "interrompendo". São nesses momentos da vida em que o seu diálogo interno perde o controle! E se você já prometeu a si mesmo perder peso e bate o desejo de comer pizza? Ou se você prometeu economizar uma grana, mas aquela jaqueta de seus sonhos de repente entra em liquidação? Como lidar com *aqueles* momentos em que o entusiasmo diminui e os velhos padrões de pensamento ressurgem? O que vai fazer *em vez disso*?

O diálogo interno assertivo é quando você reivindica este momento de tempo, aqui e agora. Quando você começa a falar em termos de "Eu estou..." ou "Eu abraço..." ou "Eu aceito..." ou "Eu afirmo...", usos poderosos e dominantes da linguagem, em vez do tom narrativo em "Eu irei..." ou "Vou fazer...".

O impacto fisiológico e psicológico de usar linguagem assertiva no tempo presente, é poderoso e exerce um efeito muito real no tempo presente. Existe uma diferença enorme entre: "Sou persistente" e "Serei persistente". Uma dessas declarações intervém neste momento de sua vida; a outra, parece mais uma descrição do que vai acontecer e não do que está aqui. Tudo isso exigirá que você experimente a fala assertiva em sua vida diária e pegue-se em flagrante quando estiver usando o tipo de fala mais geral e narrativo.

UTILIZANDO ESTE LIVRO

Neste livro, você encontrará minha seleção preferida de afirmações pessoais para empoderar, animar, elevar e encorajar você a agir em sua vida cotidiana.

Você também verá citações de famosos vultos históricos e filósofos, trechos de descobertas científicas. Tudo isso está aqui para dar consistência à minha abordagem, mas não para prová-la. Tudo isso é excelente, mas a única maneira verdadeira de ler e interagir com este livro é explorar por si mesmo e experimentar o que estou dizendo. Tire um tempo para pensar, refletir e experimentar por si mesmo. Não há conhecimento maior do que o conhecimento que você verificou por si mesmo, em sua própria experiência.

Se você considerar as páginas seguintes como uma experiência pessoal, em vez de mera avaliação do conteúdo, pode acabar experimentando o mais radical exercício de mudança de vida com o qual já se envolveu. Em alguns trechos, você vai discordar, irritar-se, chocar-se e exasperar-se. Beleza. Tire de letra e prossiga a leitura. Como um filme bom, no final, tudo se resolve!

Se você se ofende fácil, pare de ler agora e repasse este livro a alguém. Dê o livro para uma pessoa que possa se beneficiar dele.

Espero que este livro ajude você a compreender a complexidade e o poder do diálogo interno e a usá-lo como uma força para o bem da sua vida. Não vamos nos aprofundar nas forças criativas e destrutivas da linguagem, mas você obterá uma percepção sobre as maneiras como suas experiências de vida são formadas e moldadas em seus pensamentos cotidianos e diálogos internos.

Estas páginas vão exigir de você um esforço para pensar – para conectar cognitivamente sua linguagem e seus sentimentos de forma real e consciente com sua vida cotidiana, para explorar as vastas paisagens da vida que se descortinam quando você começa a entender a conexão mágica entre como você fala e como você se sente.

Recomendo ler o livro sempre fazendo anotações com *post-its*, marca-textos ou qualquer outro método para sinalizar as partes que tocarem seu sino particular. Falta dizer que projetei este livro para ser acessível e útil ao máximo possível de pessoas. Cada capítulo, embora uma fração do todo, sustenta-se sozinho, então pode ir mergulhando e saindo conforme desejar. Use e abuse deste livro, esmiuçando as palavras em busca do que você precisa para fazer a diferença em sua vida, até que as páginas estejam cansadas e exaustas com seu apetite por mudança.

Em sua vivência cotidiana, você provavelmente não precisará ficar bisbilhotando estas páginas para sempre (mas se quiser, fique à vontade). Assim, a real intenção aqui é que você utilize estas ideias como ponto de partida sempre que estiver empacado ou precisando rejuvenescer.

Nessas ocasiões, mergulhe fundo, sacie-se nestas páginas e mostre ao mundo a que veio!

Aproveite.

2 "ESTOU DISPOSTO."

"Pare de culpar a sorte. Pare de culpar as outras pessoas. Pare de apontar influências ou circunstâncias externas."

CAPÍTULO 2

Você tem a vida que você está disposto a aturar.

Pense nisso. Quais são os problemas, as sombras hediondas e escuras que hoje estragam o calor e a alegria de uma vida que poderia ser tão plena?

Você odeia o seu trabalho? Está num relacionamento ruim? Há algo de errado com sua saúde? Beleza, arranje um novo emprego. Termine o relacionamento. Mude a dieta, faça exercícios físicos ou localize o tipo de ajuda que você precisa. Parece simples, não é? Existem coisas que acontecem independentemente de sua vontade, como a morte de um ente querido ou a perda de sua empresa. Mas você exerce uma influência ENORME sobre a maneira como vive sua vida na esteira desses eventos.

Se você não estiver disposto a agir e mudar sua situação – em outras palavras, se você estiver *disposto a aturar* sua situação – então, quer goste ou não dessa ideia, esta é a vida que você escolheu.

Antes que você pense "Mas..." ou comece a se descabelar de raiva, deixe-me dizer mais uma coisa: ao defender suas circunstâncias como estão agora, você está na verdade *justificando* o fato de estar onde você está. Desista.

Nada de "mas". Você não pode se dar ao luxo de usá-los. Eles são o excesso de bagagem numa jornada em que você precisa viajar sem peso.

> **"As circunstâncias não fazem o ser humano; apenas o revelam a si mesmo."**
> **- Epiteto**

Como salienta Epiteto, a verdadeira avaliação sobre quem você é não se encontra em suas circunstâncias, mas sim na maneira como você responde a elas. Para iniciar esse novo processo, primeiro deve interromper outro.

Pare de culpar a sorte.
Pare de culpar as outras pessoas.
Pare de apontar influências ou circunstâncias externas.
Pare de culpar a sua infância ou o bairro.

Essa abordagem é fundamental para tudo o que eu menciono nestas páginas. Você não pode, repito, NÃO PODE ficar se atormentando com qualquer "jogo da culpa" em sua vida. Até mesmo culpar a si mesmo é completamente inútil. Claro que você vai enfrentar situações que aparentemente escapam do seu controle. Você pode inclusive enfrentar circunstâncias trágicas, como deficiência, doença ou morte de um ente querido.

Mas *sempre* existe algo a fazer para impactar essas circunstâncias, mesmo se você convive com elas durante anos e ainda não consegue vislumbrar uma saída. Mas, primeiro, você deve estar disposto. Para abraçar plenamente a minha abordagem, primeiro você deve aceitar que, embora existam coisas que aconteceram em sua vida sobre as quais você não exerceu influência, você é 100% responsável pelo que vai fazer com sua vida na esteira desses eventos. Sempre, em todas as ocasiões. Chega de desculpas.

O dicionário descreve disposição como "a qualidade ou estado de estar preparado: prontidão".

Em outras palavras, a disposição é um estado em que podemos nos envolver com a vida e encarar uma situação sob um novo prisma. Começa com você e termina com você. Ninguém pode torná-lo disposto, e você não pode ir adiante até que realmente esteja pronto para dar o próximo passo.

Quando enfim estiver disposto, você pode literalmente experimentar essa disposição, essa liberdade inata que corre em suas veias e, da mesma forma, quando não estiver, o tipo de empacamento primordial que o paralisa e o esmaga como se fosse um peso invisível em seu peito.

Acredite em mim, escutei você falando: "Estou disposto, mas...". Cada vez que você adiciona o "mas" a essa afirmação, você se transforma em vítima. Em meus muitos e muitos anos como coach e mentor, deparei-me com as mais complexas situações de vida, desde o passado mais obscuro, até um presente denso e grave, ou um incapacitante medo do futuro. Deparei-me com isso muitas e muitas vezes. Você precisa escutar o que estou dizendo de acordo com as minhas intenções. Não estou falando essas coisas para estimulá-lo, ou melhor, talvez eu esteja, mas a intenção é estimular você a maximizar seu próprio potencial, a realizar a sua própria grandeza, não só para encher o seu saco! Vamos imaginar o seguinte caso: está faltando disposição em sua vida. Não uma disposição tímida, encabulada, mas em vez disso uma disposição ousada, o tipo de estado disposto em que você está pronto para o que der e vier e pronto para agir e tomar as medidas necessárias. Disposição para mudar, disposição para abrir mão, disposição para aceitar. Uma verdadeira, mágica e inspirada disposição.

ENCONTRANDO A PORTA

> "O destino conduz o disposto e arrasta o relutante."
> -Sêneca

Ou você controla o seu destino, ou seu destino vai controlar você. A vida não vai parar devido a suas pausas e procrastinações. Não vai parar por conta de sua confusão ou medo. Ela vai seguir em frente sem você. Se você encarnar um papel ativo ou não, o show vai continuar.

É por isso que uma das primeiras afirmações pessoais que eu ensino a meus clientes é: *Estou disposto.*

Para que você possa dizer isso a si mesmo com sinceridade, primeiro deve perguntar-se a questão: "Estou disposto?". Essa pergunta exige uma resposta. Não pode simplesmente ser deixada lá no vácuo do universo. Estou disposto? Isso exige uma resposta. Estou disposto? O poder da pergunta é irresistível; não consigo escapar de sua pressão pela verdade.

Estou disposto a ir à academia de ginástica?
Estou disposto a trabalhar neste projeto que venho adiando?
Estou disposto a enfrentar os meus medos sociais?
Estou disposto a pedir um aumento ou me demitir deste trabalho de merda?

"A vida não vai parar devido a suas pausas e procrastinações. Não vai parar por sua confusão ou medo. Ela vai seguir em frente sem você."

Em suma, você está disposto a parar de viver a vida que você tem e começar a viver a vida que você procura? TUDO começa com o surgimento da disposição, esse estado fluido, de constante expansão e contração, em que a vida jorra e recua – e tudo isso está dentro de você a um simples toque de um interruptor linguístico.

Muitas vezes nos vemos como procrastinadores ou preguiçosos ou desmotivados. Quando, na realidade, estamos simplesmente indispostos. Adiamos as coisas ou as evitamos completamente, pois dizemos a nós mesmos que não queremos fazê-lo, ou que *não conseguimos* fazê-lo.

Em vez de encarar esse comportamento como uma falha de caráter, vamos criar um senso de disposição onde aparentemente não há nenhum. Uma centelha de potencial, se você preferir assim. Você é o mestre gerador desse estado de receptividade e potencial. Era uma vez um tempo em sua vida em que esse estado era fácil de acessar, atiçado pelo vigor da juventude ou pela curiosidade da infância. De alguma forma, ao longo dos anos, perdemos contato com esse estado mágico.

O famoso filósofo e cientista político Nicolau Maquiavel disse certa vez:

"Quando a disposição é grande, as dificuldades não podem ser grandes".

Analise isso por um instante. Não importa o que você esteja enfrentando na vida, qual o obstáculo que esteja tentando superar – se estiver disposto a gerar esse *estado* de disposição, esse é seu portal para fazer o esforço, realizar as etapas, lidar com os contratempos e, em última análise, criar os progressos e as mudanças que você está procurando em sua vida.

É por isso que a simples afirmação – "Estou disposto" – é tão profunda. Você se torna empolgado e empoderado por sua promessa, aberto a seu fascínio.

Pergunto outra vez: "Você está disposto?".

QUANDO A PORTA ESTÁ FECHADA

Talvez, na verdade, você *não* esteja disposto. Em muitos casos, essa pode ser realmente a melhor resposta possível.

Às vezes, declarar que não está disposto pode ser tão poderoso quanto declarar que está disposto.

Está disposto a viver com um corpo que não é saudável? Não estou. Está disposto a continuar vivendo de contracheque em contracheque? Não estou. Está disposto a tolerar relacionamentos impraticáveis, insustentáveis? Não estou.

EU NÃO ESTOU DISPOSTO!

Não estar disposto inflama a resolução e a determinação. Dá acesso a uma abordagem robusta e urgente à sua situação. Quando você não está disposto, muitas vezes isso representa um risco na areia ao qual você já não está mais disposto a retroceder.

Apenas quando *não estiver disposto* a continuar simplesmente existindo, sentindo-se insatisfeito e frustrado, você fará o esforço necessário para fazer uma mudança. Apenas quando *não estiver disposto* a continuar aturando essa merda, você vai pegar a pá e começar a cavar. Às vezes, não há maior motivação para mudar do que a falta de disposição para fazer "isso" por mais tempo. Hoje em dia, qual funciona melhor para você em sua vida? Estou disposto ou não estou disposto? Percebe como não estar disposto tem o potencial tão poderoso quanto estar disposto?

Conforme as circunstâncias, alguns de nós somos empoderados pela afirmação "Estou disposto"; outros, porém, sentem-se fortes e resolutos com a frase "Não estou disposto". Talvez você se sinta motivado de modo igual por ambas, conforme a situação.

Seja qual for a sua categoria, você pode mudar a afirmação pessoal e, além disso, reenquadrar a maneira de abordar os seus problemas.

Por exemplo, está disposto a encontrar um novo emprego? Sim. "Estou disposto." Está disposto a permanecer num emprego que você odeia? Não estou.

"Não estou disposto."

As duas afirmações podem ser igualmente eficazes. Cabe a você determinar qual delas se encaixa a sua personalidade e situação. Qual delas "funciona" para você?

O PODER DA DETERMINAÇÃO

Existe outro jeito para sua falta de disposição livrá-lo da roda de hamster. Às vezes, não importa o que você se pergunta ou quantas vezes falou aquilo; você simplesmente não consegue reunir a disposição por tempo suficiente para mudar alguma coisa. Talvez você seja uma daquelas pessoas-notórias-por-começar-mas-não-terminar-as-coisas em suas vidas. No frigir dos ovos, talvez tenha que enfrentar a dura realidade: você está muito disposto a ficar na mesma. Não está disposto a modificar fundamentalmente a sua vida, a perder aquele peso de uma vez por todas. No fundo, você aceita viver assim. Quer dizer, puxa vida, a esta altura do campeonato, você já teria ou deveria ter mudado! Em certo nível, você deve ter alguma tolerância com o fato de sua vida estar assim.

Na verdade, isso não é um problema. Ser franco consigo mesmo sobre ter tomado a decisão de permanecer onde está pode ser tão poderoso quanto a decisão de ir em frente. Por quê? Às vezes, reconhecer que você se dispôs voluntariamente a se colocar numa posição de infelicidade é todo o impulso necessário para fazer uma mudança real e duradoura. Isso precisa ser feito sem culpar a si mesmo e sem se transformar em vítima de alguma interferência interna ou "falha" de caráter. Quando você percebe que foi você mesmo quem cognitiva e sistematicamente se colocou aqui, adivinha só? É isso mesmo: você pode cognitiva e sistematicamente dar o fora daqui! Esse também é o alicerce de se conceder a graça de aceitar, de abraçar o que já passou e se desafiar a alcançar um futuro inimaginável.

> **"Sábia é a pessoa que não se lamenta pelas coisas que não tem, mas se alegra por aquelas que ela tem."**
> **- Epiteto**

Ao declarar e encarar que não está disposto a mudar, você pode fazer um balanço de si mesmo e de sua vida e criar uma brecha de luz para ao menos começar. O segredo é: após separar a tarefa (ou aquilo com que você estiver lidando) do drama do passado, você pode se sentir mais aberto para destrinchá-la. Você será capaz de ultrapassar o turbilhão emocional e ir direto ao xis da questão.

TENTANDO ALCANÇAR OS ASTROS COM PEQUENOS BRAÇOS

Alguns objetivos simplesmente estão desconectados com a nossa realidade. Não me interpretem mal, sou plenamente a favor de tentar alcançar os astros e se esforçar por coisas que parecem impossíveis. Por exemplo, todos nós provavelmente gostaríamos de ser podres de ricos. Mas você está *disposto* a fazer o que é preciso para ganhar tanto dinheiro? Está disposto a trabalhar 60, 70 ou 80 horas por semana ou ignorar as férias para fazer o trabalho que precisa ser feito? Está disposto a assumir mais responsabilidades e, o mais relevante, arriscar tudo? Na realidade, já se confrontou e lidou com as exigências de ser podre de rico?

O dreno aparentemente interminável em sua vida e em seu espaço mental? A nossa sociedade gera um desabalado afã de sermos a pessoa mais rica, mais inteligente, mais bonita, mais bem vestida, mais engraçada ou mais forte, e em algum ponto do caminho perdemos a capacidade de simplesmente sermos nós mesmos, livres para respirar a vida e escolher a nossa própria trajetória, em vez de carregar o fardo das expectativas sociais ou familiares. O que tudo isso acaba gerando? Bem, um monte de seres humanos decepcionados e insatisfeitos, sem sombra de dúvida.

Isso não significa que você deva parar de perseguir fantásticos objetivos de vida, se for isso que realmente deseja. Também não significa que você deva estagnar e parar de melhorar. Não há nada inerentemente errado em fazer horas extras e sacrificar a sua qualidade de vida, e algumas pessoas podem ficar extremamente contentes em fazer isso, a fim de turbinar a renda ou conquistar a carreira que elas desejam. Mas muitos de nós realmente se esqueceram por que cargas d'água estão correndo atrás daquilo que estão correndo atrás.

Muitas vezes, focamos unicamente o que não temos, mesmo que no fundo nem precisemos daquilo ou até mesmo nem queiramos aquilo. Quando menciono essas coisas, você pode estar fazendo que sim com a cabeça. "Ele tem razão, não preciso ser um milionário" ou "Na verdade eu não quero ter um abdômen de tanquinho".

Tudo fica uma maravilha até a próxima vez que você se depara com aquele carrão e pensa: "Por que não tenho isto?", ou quando você olha para uma capa de revista e se pergunta: "Por que não tenho este *look*?" ou "Por que minhas roupas não são tão descoladas?". Ter a certeza de que estamos nos esforçando para conquistar o que *realmente* queremos exige uma constante checagem conosco mesmos. Não é um caso de "negócio fechado" e pronto.

Se realmente quer essas coisas, vá atrás delas! Comece hoje, defina sua estratégia, lide com sua realidade e, o mais importante, realize as ações necessárias e realize-as com frequência!

Está disposto a trabalhar 10 a 20 horas extras por semana só para ir ao trabalho numa BMW em vez de num Honda? Se não estiver, desista desse completo desperdício de preciosa paz mental que o esforço exigirá. Pare de fingir para você mesmo. Lide com sua falta de disposição para realizar o tipo de ações necessárias para conquistar essas coisas e aceite que você está se sacaneando. Você terá uma capacidade muito maior para amar a vida que realmente tem e criará um pouco de espaço para começar a se esforçar pelas coisas que realmente quer na vida.

"Não estou disposto" a desistir de todas as minhas comidas favoritas só para ter o corpinho que eu tinha aos 20 anos. "Não estou disposto" a negociar tempo com minha família para aumentar substancialmente o meu salário.

Encare a sua realidade. Basta adotar a mentalidade de "Não estou disposto" para deixar de lado o sentimento de culpa, rancor ou arrependimento, toda vez que avistar algo que "deseja". Você estará num lugar onde está conectado e em sintonia com sua vida real e, se realmente deseja ir atrás dessas coisas no futuro, será capaz de se orientar naquela realidade e traçar sua trajetória para conquistá-las.

MAPEIE A SUA ROTA

Uma das coisas bonitas sobre realmente analisar com rigor a sua vida e os seus objetivos é que fazer isso obriga você a reavaliar o caminho que conduz a eles.

Será que fazer 30 minutos de exercícios físicos por dia é algo *realmente* tão impossível como sua mente formulou ser? Claro, você vai ficar um pouco suado e cansado, mas pode tocar suas músicas favoritas para ajudar o tempo passar mais rápido. E, embora o início possa ser doloroso, vai acabar se acostumando com isso e se fortalecendo.

Qual é a pior coisa que pode acontecer se você der uma ideia naquela reunião? A ideia ser desvalorizada? E daí? Mesmo se você enfrentar tarefas maiores – BEM maiores, como anos de impostos atrasados, uma garagem abarrotada de tralhas, ou dizer a verdade para uma pessoa a quem você está mentindo – o caminho para mudar começa com aquele mesmo lampejo de disposição.

Lembre-se de que todos tendem a dimensionar as coisas em suas mentes de um tamanho bem maior do que realmente são. Dizer a verdade torna-se uma caminhada de ida e volta ao deserto do Saara. Se esse for o caso para você, tente decupar a tarefa em declarações menores de disposição, como "levante-se", "saia da cama", "abra o seu e-mail" etc.

Claro, você pode estar lidando com algo muito maior do que esses exemplos, mas mesmo quando você intensifica isso, o mesmo modelo funciona excepcionalmente bem. Digamos que você esteja ocultando um obscuro segredo. Talvez esteja se sentindo envergonhado, culpado ou magoado. Talvez seja algo com potencial de mudar sua vida de forma significativa. "Estou disposto a contar a verdade para essa pessoa a quem estou mentindo?". Quando você estrutura a questão dessa forma, abrir o jogo se torna uma oportunidade para falar, ouvir e depois lidar com as consequências. Mesmo morrendo de medo, você consegue fazê-lo. A tarefa até pode ser importante. Mas o que está em jogo aqui é a vida que estará acessível *após* cumprir a tarefa. Quando estiver livre para ser sincero e disponível, sem esconder nada, sem mentiras, sem omissões ou meias-verdades, você realmente revela seu ego mais expressivo, mais vívido.

Na maioria das vezes, a tarefa que estamos enfrentando é, na realidade, muito mais simples do que imaginamos. O problema é que em geral não dedicamos o tempo para prestar atenção a ela para valer. Algumas das coisas que enfrentamos certamente podem ser desafiadoras, mas, ao mesmo tempo, o que está do outro lado desses desafios é a vida de nossos sonhos. Uma vida em que nos sentimos dispostos, abertos e inspirados para dar conta do recado.

Faça esta afirmação: "Estou disposto".

FINQUE SUA BANDEIRA

Ao mudar a perspectiva de ver o mundo, tudo fica mais claro. O prisma já não é mais o que você aparenta querer ou não querer. A perspectiva agora é olhar com as lentes do que você está disposto e não disposto a perseguir.

Em vez de perder tempo se preocupando com os bens que as outras pessoas têm, você vai começar a se concentrar no que é realmente importante para você e sua vida. Vai perceber que ao substituir a inveja, a luxúria e o desejo pela disposição de mudar sua vida para melhor, as coisas realmente começam a tomar forma.

Quando entendemos quais as metas que estamos genuinamente dispostos a atingir, reassumimos o controle sobre os pensamentos e sentimentos subconscientes que antes afastavam o nosso comportamento do caminho que conduz a nossos verdadeiros objetivos. Você tem a capacidade de determinar qual é a sua verdade, sem depender de alguma falha subconsciente que continua pipocando do passado. Em vez disso, essa verdade provém de seu ego cognitivo e consciente, do poder de intervir em prol de si mesmo. A disposição é uma verdade, uma beleza autêntica que só você pode gerar. Pensamentos como "Sou um fracasso porque não sou um milionário" ou "Sou uma preguiçosa, pois não consigo emagrecer" já não fazem mais você se sentir um lixo. Isso porque agora você assumiu o controle sobre as suas escolhas. Uma vez que você emoldura os obstáculos em sua vida como uma questão de "disposto" e "não disposto" – em vez de ficar se rebaixando com opiniões negativas sobre si mesmo e suas circunstâncias, rompem-se as barreiras autoimpostas que estão verdadeiramente puxando você para trás. Você enxerga além das distrações do diálogo interno e do drama.

Perceberá que quando estiver disposto a fazer o que for necessário, nada mais importa. Não vai adiar as coisas que está realmente disposto a fazer. Não vai negligenciar as responsabilidades que você assumiu, porque vai sentir uma forte sensação de disposição para fazê-las.

Disposição. É a força vital da inovação, o poço infinito de possibilidades e potenciais, o estado em que brotam novos futuros e faz surgir a novíssima versão de você.

Pergunte a si mesmo: "Estou disposto?". Repita isso sem parar até conseguir escutar, ao despertar de manhãzinha, e antes de adormecer, ao volante de seu carro e no chuveiro... "Estou disposto?". Pergunte, pergunte, pergunte, até o eco retumbante de um SIM atravessar a sua consciência. ESTOU DISPOSTO! Eu repito a pergunta: "Está disposto?".

3 "SOU PROGRAMADO PARA VENCER."

*"A verdade
é que
você está
vencendo
na vida que
você tem."*

CAPÍTULO 3

E se eu lhe dissesse que mesmo quando você acha que está perdendo na vida, na verdade está vencendo? Que *tudo* o que acontece é realmente uma vitória?

É verdade. E isso não é mero blá-blá-blá de autoajuda ou frase de efeito de vendedor.

Você é um campeão. Alcançou objetivo após objetivo rumo a um recorde invicto. Tudo que você resolve fazer se torna realidade.

Provavelmente você esteja começando a pensar que eu perdi minha sanidade mental ou talvez até que você tenha perdido a sua! Talvez esteja convencido de que estou falando com outra pessoa – qualquer uma, *exceto* você. Deixe-me explicar antes de virarmos uma dupla de casos perdidos.

Imagine o seguinte cenário: durante aparentemente a sua vida inteira você tem procurado um amor, uma pessoa especial com quem compartilhar a sua vida. Mas até este ponto, isso ainda não aconteceu. (Lembre-se, este é um exemplo, você pode usar qualquer área de sua própria vida em que experimentou estar empacado num ciclo.) Já conheceu pessoas, teve relacionamentos, mas todos acabaram em algum lugar bem longe de "para sempre". Você e o "amor eterno" simplesmente nunca se materializaram. De modo inevitável, o conto de fadas terminou, muitas vezes com um final bem familiar.

Após um tempo, você começa a perder as esperanças. Começa a se perguntar se nunca encontrará a pessoa de seus sonhos. Talvez você seja uma pessoa que não tenha sido *feita* para relacionamentos?

> **"Nunca ninguém me amará?"**
> **"Sou uma pessoa digna de ser amada?"**
> **"Por que é que eu sempre pareço atrair o mesmo tipo de gente?"**

Você olha para trás, para sua infância, e recorda de uma criança que muitas vezes não se sentiu amada o suficiente. Ou aos períodos da adolescência em que se sentiu uma pessoa deslocada, ou a relacionamentos anteriores que mais parecem uma sequência do filme *Feitiço do tempo*, cada vez contracenando com uma pessoa diferente. Que coisa mais frustrante!

Então, um belo dia, você conhece alguém. Vai a alguns encontros e descobre que realmente gostam da companhia um do outro. As coisas vão fluindo lindamente durante dias, semanas e meses.

Enfim chega o dia em que vocês não se aguentam: trocam os seus primeiros "Eu te amo".

A paixão toma conta de você ao ponto de começar a se perguntar: "Será que esta é a 'pessoa especial'?!". Será possível?

Eeeebaaa!! A plenitude, a empolgação e a possibilidade são revigorantes e trepidantes.

Em algum momento, porém, as nuvens escuras da dúvida se aproximam. Tudo começa em pequenas formas que primeiro crescem devagar e súbito se alastram até a tempestade enfim vir abaixo. Logo os "pombinhos apaixonados" começam a se implicar, e a se implicar pra valer. As mínimas coisinhas são motivos para brigas. Devagarinho, a química se evapora até transformar o seu relacionamento num deserto seco e árido. O que resta a vocês? Uma coisa que destrói a alma: tentar apenas se dar bem um com o outro. Argh! De novo, não.

Em algum momento, vocês dois percebem que a coisa não está funcionando – talvez alcancem um ponto de ruptura e tenham uma briga feia (ou uma sequência delas). Talvez o relacionamento apenas vá morrendo devagarinho até vocês, enfim, decidirem desligar os aparelhos. Seja como for, no final das contas, cada um vai para o seu lado. Pois é. Sua alma está ferida, doída, mas de alguma forma resoluta que um dia as coisas vão dar certo para você. Um dia.

Só que elas *já deram*. Mesmo que tenha a aparência e o gostinho de uma perda, na verdade foi uma gloriosa e retumbante vitória. Uma vitória dos deuses. VIVA!

A verdade é que você está vencendo na vida que você *tem*.

Mas e se eu não quiser esta vida? Legal; mas é nesta que você está vencendo atualmente.

CONSTRUINDO O MISTÉRIO

Como é possível chamar um relacionamento fracassado de vitória?

Bem, eu me recuso a dizer que você ficaria melhor sem certas pessoas em sua vida. Não vou lhe garantir que você é um pequenino e especial floco de neve que encontrará a pessoa perfeita "quando estiver pronto".

Não vou entrar na onda dos adesivos hipócritas e dos memes de internet que consolam você dizendo o quanto você é legal e que o problema está nos outros. Você e eu sabemos que, analisando a fundo, isso simplesmente não é verdade.

Não, não. Na verdade, aquele relacionamento malfadado foi uma vitória porque você alcançou nele exatamente o que se propôs a conquistar desde o comecinho. Desde o primeiro "Oi". "Mas, mas, mas meu parceiro não estava se esforçando, foi ELE que pôs tudo a perder!". Já entendi isso, mas que tal se desde o começo você tenha subconscientemente escolhido aquela pessoa? O tipo de personagem ideal para recriar as mesmas vinhetas da vida, de novo, de novo e de novo?

Que tal se você é mesmo uma pessoa determinada a provar a ideia de que ninguém vai amar você? Que tal se isso estiver plantado lá em seu subconsciente, uma reação a uma infância turbulenta, rompimentos precipitados ou algo parecido? E que tal se, com esse padrão enterrado no fundo de seu subconsciente, você ativa e deliberadamente tenha sabotado o sucesso do seu relacionamento?

Tornou-se sensível a problemas onde aparentemente não havia. Começou a implicar, a ficar irritado e a explodir com a mais insignificante das coisas.

Ao longo do tempo, você provou seu ponto de vista, e o relacionamento alcançou sua conclusão óbvia, natural e definitiva. Que tal se for para *isso* que você é programado a vencer?

Você se convenceu de que não é digno de um relacionamento amoroso, então sistematicamente resolveu provar isso e conseguiu. Parabéns!

Se acha que isso está começando a fazer você parecer um sadomasoquista desamparado, não se preocupe. Há um lado positivo em tudo isso.

Talvez você não se identifique com o exemplo que descrevi acima. Talvez esteja casado com o amor da sua vida. Ou talvez esteja descartando pretendentes elegíveis com um bastão gigantesco. Olhe para as suas próprias "manchas escuras", os aspectos de sua vida em que você é mais ineficaz, onde parece que você *perdeu* ou está perdendo atualmente.

Sabe, seus pensamentos são tão poderosos que constantemente empurram você rumo a seus objetivos, mesmo quando não percebe quais são esses objetivos na verdade! Seu cérebro é programado para vencer.

Isso não se aplica apenas a seus relacionamentos. Essa dinâmica domina sua carreira, sua forma física, suas finanças e tudo o mais que você faz. Você é programado para vencer.

Isso nos leva à nossa próxima afirmação: **"Sou programado para vencer".**

Você está sempre vencendo porque o seu cérebro é programado para isso. O problema vem à tona quando existe uma diferença, às vezes, radical, entre o que você realmente quer – em um nível subconsciente – e o que você diz que quer.

"Na maior parte do tempo, você está basicamente no piloto automático, percorrendo displicentemente seu caminho pelos previsíveis e enlameados campos da vida."

SOBERANO EM SEUS DOMÍNIOS

Em sua pesquisa, o Dr. Bruce Lipton, o famoso cientista de células-tronco e DNA, descobriu que 95% do que fazemos em nosso dia a dia é controlado por nosso subconsciente. Pense nisso por um momento. Isso significa que, de todas as coisas que dizemos ou fazemos, somente uma pequena fração delas têm um verdadeiro sentido de vontade própria.

Pense em todas as vezes que você perdeu a noção do tempo, conduziu o veículo até sua casa e não conseguiu se lembrar de nada sobre o percurso ou se esqueceu em qual dia estava. Na maior parte do tempo, você está basicamente no piloto automático, percorrendo displicente seu caminho pelos previsíveis e enlameados campos da vida.

O caminho que você segue na vida é aquele ditado por seus pensamentos mais profundos e ocultos. Seu cérebro está sempre empurrando você para esse caminho, não importa se você o escolheu conscientemente ou não.

Não consegue aumentar sua renda? Não consegue perder peso? Já pensou nas convicções subconscientes e insidiosas sobre sua renda e seu peso que podem estar comandando seus atos (ou a falta deles)? Você automaticamente se relaciona consigo mesmo como pertencente a determinada classe econômica, com um certo nível de forma física, e seus atos servem para mantê-lo no lugar, exatamente ali onde está mais familiarizado consigo mesmo.

Eu gosto de dizer que vencemos em mundos ou domínios. Digamos que você ganhe 30 mil por ano. Esse é um domínio. Todos os planejamentos, as estratégias e os pensamentos que você faz para ganhar esse dinheiro constituem esse domínio.

Acredite se quiser: não é necessariamente mais difícil ganhar 60 mil do que ganhar 30 mil. Talvez você pense que é, mas essa não é uma verdade absoluta. Se você ganha 25 ou 50 dólares/hora, 40 horas de trabalho ainda são 40 horas de trabalho efetivo. É importante identificar aquilo em que você está trabalhando e se está sendo produtivo em vez de apenas ocupado. Porém, às vezes realmente é uma questão de se envolver em outro domínio. Como conseguir isso? Em primeiro lugar, você tem que descobrir e perceber de que modo se autolimitou. O tipo de "verdades absolutas" de que você hoje nem tem consciência. Em suma, as ideias que você tem sobre si mesmo, os outros e a própria vida. Essas ideias são o limite de seu potencial. Só quando você tiver rompido essas ideias e experimentado uma vida fora de sua existência atual que você começa a entender o poder desse fenômeno.

Sei que isso pode parecer uma visão excessivamente simplista da vida, mas é uma visão que pode abrir seus horizontes a outros mundos de conquistas. Mas essa é outra conversa, para uma outra hora. No exemplo atual, considere que a sua vida está dividida em domínios particulares em que você está existindo e vencendo.

O ponto é: você está vencendo em todo e qualquer domínio em que estiver atuando. Você é programado para vencer nesse domínio.

Sair desse domínio, porém, vai exigir mudanças significativas em seu modo automático.

ENCONTRE SEU DIFERENCIAL VENCEDOR

Não se convenceu ainda? É hora de se olhar no espelho e descobrir exatamente de onde vêm suas vitórias.

Olhe para suas áreas problemáticas. Onde em sua vida você tem mais dificuldades? É sua carreira? É um hábito negativo? É na sua dieta?

Talvez você esteja constantemente adiando o trabalho até o último minuto. Você posterga e posterga até absolutamente não poder mais esperar, então foge do projeto quando a pressão de um prazo apertado está pairando sobre você.

Estamos sempre vencendo em provar alguma coisa. No caso acima, a vitória é provar que você não tem tempo, ou que é um procrastinador ou um perdedor por deixar as coisas para a última hora. Ou talvez seja outra coisa. A chave aqui é questionar-se, prestar atenção em seus atos. Qual é a verdadeira razão disso tudo? Ao final e ao cabo, o que você está tentando provar?

Exatamente como demonstrei no exemplo inicial sobre relacionamento amoroso, cultivamos uma certa convicção, sobre nós mesmos ou sobre a vida, que provamos estar certa, vez após vez, por meio de nossas ações cotidianas. Essas convicções bizarramente mostram uma exatidão fatal em nossa realidade. Caindo a ficha? O que você está se esforçando para provar aí?

"Não sou digno de amor", "Não sou inteligente", "Sou um fracasso", "Não sou tão competente quanto eu costumava ser". Com essas lenga-lengas empacadas em seu subconsciente, não é de se admirar que você seja um consumado mestre em provar que elas estão certas. Para ter sucesso de um jeito diferente, e mais positivo, você teria que provar que essas convicções mais profundas estão ERRADAS! Para a sua persona, essa ideia é quase aterradora demais para suportar. Isso na verdade abalaria os alicerces daquilo que você se tornou!

Constatei que meus clientes, muitos deles, têm em comum uma coisa em particular: o desejo subconsciente de provar que seus pais fizeram um trabalho ruim em criá-los. Isso pode se manifestar de múltiplas e diferentes maneiras, algumas piores do que as outras. Algumas são sutis, outras óbvias, embora todas muito potentes.

Você tenta provar que seus pais não conseguiram criar você direito tratando seu corpo como lixo, sendo encarcerado pela Justiça, tornando-se dependente de álcool ou outras drogas, abandonando a escola, fracassando sem cessar nos relacionamentos, tendo crises financeiras crônicas ou outro caminho aparentemente aleatório no qual acabamos enveredando. Tudo isso pode se resumir a simplesmente estar desconectado ou perdido em meio às pressões de trabalho como adulto.

Todos esses são exemplos da vida real que alguns dos meus clientes descobriram sobre si mesmos. Em última análise, esses exemplos "provavam" que um de seus pais ou ambos fracassaram em fazer o trabalho deles, que suas experiências como crianças não as prepararam adequadamente para a vida adulta. Essa convicção, convenientemente, também permite uma explicação pronta sobre por que eles fizeram o que fizeram e por que, de vez em quando, agiram como babacas completos com outras pessoas em *suas* vidas.

Consegue perceber de que maneira você faz isso em sua vida? Pense nas áreas problemáticas em sua vida. Agora pense o que você está vencendo com elas. O que enxerga ali?

Se você estiver com dificuldades para executar o trabalho, talvez acredite que é incapaz ou preguiçoso. Você comprova essa ideia toda vez que faz uma pausa ou procrastina. Está provando a si e aos outros que você realmente é aquela pessoa. Por que fazemos essas coisas? Somos máquinas de sobrevivência. E existe melhor maneira de sobreviver ao que está por vir do que revivendo o que passou? Afinal, foi assim que você chegou até aqui, não importa os maus bocados que você passou. Você sobreviveu.

Não se limite aos exemplos que estou dando. São apenas isto: exemplos. Você poderia estar vencendo em algo totalmente diferente. Tire um tempo para a introspecção. Se necessário, tome nota dos padrões que você está percebendo. Junte as peças do quebra-cabeça.

Talvez você tenha tido pais excelentes, mas se acha incapaz de manter compromisso com uma pessoa. Não será por que você acredita que sua cara-metade jamais estaria à altura do exemplo em que você foi criado?

O ponto é que todos nós temos esses itens.

Vasculhe e conecte todas as situações diferentes que atuam em sua vida. Tome nota de todas as vezes que você quebrou sua promessa de fazer dieta, de economizar seu dinheiro ou de falar o que pensa. Analise quantos dias deixou de ir malhar na academia. Pense em como você foi ao shopping em vez de ir ao banco. Escolha uma situação e veja se consegue descobrir a "vitória". Quantas vezes brigou ou perdeu as ribanceiras quando sabia que não deveria ter feito aquilo. Para onde tudo isso aponta?

Seja qual for o domínio em que você estiver vencendo, vai começar a perceber uma coisa – você é mesmo bom nisso.

É campeão em deixar a louça suja na pia por vários dias. Usa cada prato, copo e talher que existe na casa e então começa a ser criativo, come o cereal usando um conveniente potinho de plástico e uma colher de madeira. Caramba, que inovação: tire uma foto e publique em sua página do

Pinterest! É mesmo muito impressionante sob um prisma esquisito.

Experimente dedicar um tempo para analisar sua própria vida através dessas lentes. Você começa a enxergar que o que estou dizendo é verdade. Você é programado para vencer. Realmente consegue (e alcança) as coisas que resolve fazer.

Certa vez, o filósofo estoico Sêneca afirmou:

"O poder da mente é invencível".

Agora mesmo, a sua mente é invencível em provar que você não é digno de amor, que é preguiçoso, que sempre vai estar fora de forma ou que nunca vai ter dinheiro no bolso.

Mas se mudarmos um pouco nosso pensamento, podemos usar a natureza invencível de nossas mentes para agir em prol de todos os objetivos e os sonhos positivos que acalentamos para nós mesmos. *Somos programados para vencer* – precisamos apenas nos apontar na direção certa para conseguir vencer em algo que conscientemente escolhemos.

CRIANDO UM PLANO DE JOGO

"A felicidade de sua vida depende da qualidade de seus

**pensamentos.
Portanto, tenha cautela e cuide
para não nutrir ideias inadequadas
à virtude e à natureza sensata."
– Marco Aurélio**

Já falamos sobre o colossal papel que nosso subconsciente exerce em tudo que fazemos. Mesmo se tomássemos conscientemente as decisões corretas em todas as oportunidades, isso ainda representaria apenas uma fração de nossa vida diária.

A afirmação pessoal "Sou programado para vencer" vai apoiá-lo a perceber o quanto você e sua mente são poderosos. Mas você ainda precisa de um plano de jogo.

Isso significa que precisamos começar a encher o nosso "balde" com as ideias certas. Aí vai uma boa maneira de começar.

Pense na(s) coisa(s) que você gostaria de mudar em sua vida. Pode estar relacionada com as áreas problemáticas que antes você havia definido ou pode ser algo completamente diferente.

Onde você realmente gostaria de ver progressos? O que realmente deseja conquistar?

Pegue esse objetivo e o separe em partes. Que passos exatos você precisa tomar para alcançá-lo? Quais marcos precisa definir para identificar seu progresso?

Se quiser perder peso, lembre-se de que precisará mudar sua dieta, fazer mais exercícios e adotar em geral hábitos mais nutritivos e saudáveis. Faça um passo a passo das ações diárias que você precisará adotar. Coloque-as em prática.

Não pare por aí. Considere as mudanças na mentalidade que você precisará fazer durante e após a sua busca para entrar em forma. Você tem que ser persistente na busca de seu objetivo, em especial quando aquelas conversas automáticas arraigadas no passado aumentam o volume em sua cabeça.

Agora que você encarou de frente seus problemas, de que modo vai mudar a sua percepção sobre o seu ego? Quando você se tornar a pessoa em forma e saudável que deseja ser, de que modo suas convicções sobre si mesmo serão diferentes? Qual será a aparência *desta* vida? Faço um alerta contra a noção de que você de repente vai ser incrível. Seu futuro não é a resposta para o seu presente.

Como já discutimos, pensamentos subconscientes estão profundamente arraigados na sua psique. Será necessário transformar esses pensamentos invisíveis, mas poderosos, em pensamentos mais bem alinhados com seus objetivos estabelecidos. Para isso, você terá que analisar, imaginar e se comprometer bastante. Assim como em todas as páginas deste livro, dê tempo ao tempo.

Se você olhar para as áreas problemáticas que elencou antes, talvez consiga conectá-las a fatos emocionalmente carregados em algum ponto de sua vida. Esses fatos, que ajudaram a definir aquelas áreas em sua mente, assumem várias formas: infidelidade num relacionamento, *bullying* na infância, pais que nunca corresponderam plenamente a seus desejos e necessidades, constrangimento público ou importantes fracassos na carreira.

Porém, quanto mais você pensa em seu futuro e no que deseja realizar, mais profundamente abraça e retém esses processos de pensamento em seu cérebro. Lembre-se: após explorar e descobrir em que você realmente está vencendo, o próximo passo não é lutar contra aqueles pensamentos e ações ou resistir a eles, mas sim mudar de direção e estabelecer novos objetivos e resultados para você. Esse deve ser o tipo de trabalho que aumenta a sua consciência e ergue bandeiras vermelhas para quando você estiver saindo do curso. Quanto melhor você entender seus padrões, melhores serão as suas chances de alterá-los.

Após estabelecer objetivos de vida que você reivindica como seus e, o mais importante, realizar com persistência as ações para efetivá-los, torna-se apenas uma questão de "quando".

Somos programados para vencer. Você é programado para vencer. Defina o seu jogo, abrace o desafio e se esforce para compreender-se de forma mais profunda e mais significativa.

A verdadeira compreensão de si mesmo e de suas restrições pessoais permite graus de liberdade e sucesso sempre crescentes. Quanto mais ciente você se torna de sua programação, mais espaços e oportunidades tornam-se disponíveis nessas áreas.

Saia lá fora. Confie em si mesmo, entregue-se totalmente a sua vasta capacidade para a vitória. Estabeleça o desafio de vencer de maneiras novas e emocionantes. Exija de si mesmo a sua grandeza e repita comigo: "Sou programado para vencer".

4 "EU CUIDO DISSO."

"Todo mundo tem seus problemas, e a vida nem sempre é perfeita. Nunca será."

CAPÍTULO 4

Oops.

Chega um dia em nossas vidas em que nos sentimos um pouco frustrados, um pouco derrotados. Quando parece que nada vai engrenar. Ainda não jogamos a toalha (tá certo, às vezes, a jogamos). Mas, puxa vida, as dificuldades são muito concretas.

Talvez você esteja enfrentando um problema imenso: perdeu o emprego, destruiu seu carro, seu cônjuge pediu o divórcio ou quem sabe as três coisas ao mesmo tempo. Não adiantou muito aquele amuleto da sorte, não é?

Ou poderia ser algo menos grave: você perdeu sua camisa preferida. Seus óculos quebraram. Seu cachorro usou sua correspondência como brinquedo. Você não dormiu bem na noite passada. Queimou o jantar.

O problema é que nossas experiências negativas raramente ficam só naquilo. Elas *se espalham.* Como um produto químico tóxico, infiltram-se em todos os aspectos de nossas vidas.

Se estiver com problemas financeiros, você consciente ou inconscientemente vai se estressar com isso no jantar, ou seja, não vai curtir a refeição. Com a família, começa a sentir os nervos à flor da pele. Sente mágoa do cônjuge e se afasta dos filhos. Fica irritado quando seu cachorro late ou quando os vizinhos fazem muito barulho. Coisas triviais como o trânsito e filas compridas começam a provocar sua frustração.

É como se *toda* a nossa vida estivesse manchada, como se nossos menores problemas contaminassem o panorama. Como um café derramado na mesa, pequenos problemas rapidamente se espalham e criam maiores. O implacável líquido marrom escorre em direção ao laptop, ao celular e à pilha de contas, enquanto você desesperadoramente tenta sustar o caos com batidinhas de guardanapo na tentativa infrutífera de negar o desastre, apenas criando uma bagunça maior.

Essa pequena confusão pode influenciar todas as áreas da sua vida, até que suas emoções ao redor dessa área se tornem as lentes pelas quais você enxerga tudo.

Você acaba pensando...

"A vida é muito complicada."
"Nunca vou superar isso."
"Todas as pessoas são idiotas."
"Estou farto desta m****."

Esses sentimentos não refletem a realidade (não importa o que você pense agora), mas sim o modo como você percebe a sua realidade. Infelizmente, saber disso não faz diferença alguma quando lá está você, empacado, bem ali, no meio de tudo. E, claro, tudo isso de certa forma somente piora ainda mais as coisas. Uma experiência negativa comigo e/ou minha vida não me ajuda a superar o que estou lidando, muito menos a desfrutar de minha vida.

Para lidar com isso, precisamos mudar o modo de encarar nossos problemas e o mundo. Precisamos adotar uma abordagem nova, poderosamente otimista e enraizada.

Por isso, a minha próxima afirmação pessoal é:
"Eu cuido disso".

COLOCANDO OS PROBLEMAS EM PERSPECTIVA

> "Se todos os nossos infortúnios fossem colocados na mesma pilha onde todos levassem uma porção igual, a maioria das pessoas ficaria contente em pegar os seus próprios e ir embora."
> – Sócrates

Todo mundo tem seus problemas, e a vida nem sempre é perfeita. Nunca será. Não foi há 2.400 anos, quando Sócrates perambulava por aí, e certamente não é hoje.

Mas se quisermos ser brutalmente honestos conosco mesmos, vamos perceber que nossos problemas são muito insignificantes em comparação com os do restante do mundo. Verdade, verdadeira. Pense nisso.

Se estiver lendo isto, existe uma grande probabilidade de que sua vida não seja tão difícil quanto a de uma criança na Somália ou a de um intocável na Índia. Existe uma grande probabilidade de que seus problemas sejam muito pequenos em comparação aos que as pessoas tinham quando Sócrates nasceu em 470 a.C., antes da existência da medicina moderna, da energia elétrica, dos carros ou das leis para proteger a segurança pública.

Você nem precisa dar a volta ao mundo ou entrar numa máquina do tempo para fazer uma comparação. Viaje até o outro lado da sua cidade ou observe o entorno de seu escritório ou de seu bairro: é quase garantido que irá encontrar muita gente com problemas piores que os seus.

Talvez não consiga vê-los, mas o mesmo acontece com todos nós. Só vemos os melhores momentos da vida dos outros no palco da vida. Por outro lado, continuamente somos lembrados de nossos bastidores.

Talvez você esteja revirando os olhos e se perguntando: "Como essas coisas me ajudam a resolver meus problemas?". Vou contar uma coisinha a você: não ajudam em nada. Nada disso vai trocar o pneu de seu carro para você ou depositar mil dólares extras em sua conta bancária.

"Conecte-se com a sua realidade, com a sua vida real. Deixe de lado o seu diálogo interno de sempre, aquela narrativa emocionalmente encharcada sobre sua vida."

Mas agora, apenas por um instante de sua significativa existência, pare de olhar para o próprio umbigo e corra os olhos ao redor. Conecte-se com a sua realidade, com a sua vida real. Deixe de lado o seu diálogo interno de sempre, aquela narrativa emocionalmente encharcada sobre sua vida.

Isso vai ajudar você a colocar as coisas em uma perspectiva com base na realidade. Vai servir para ajudar você a enfrentar a vida e todos os seus problemas com uma atitude poderosa, a deixar morrer de fome o rastejante espectro da negatividade que pode nos envolver, e realmente nos envolve, em suas garras. Se *todo mundo* em sua volta está lidando com os problemas deles – mesmo os que são piores que os seus – então com certeza você consegue.

Mas sei como é. Enquanto eu digo tudo isso, nós dois sabemos que quando acontece o desastre, é um desafio permanecer com a cabeça no lugar. Os nossos problemas continuam reais, ainda doem e ainda podem levar nossas emoções a assumirem o controle sobre nós.

Quando você começa a ter esses sentimentos ruins, dê um passo para trás. Bem para trás. Agora mais para trás ainda. MUITO mais para trás. Continue recuando... tente visualizar a sua vida como ela realmente é.

Agora comece a usar a imaginação.

Primeiro, aconselho meus clientes a vislumbrar a vida inteira deles. Imagine-a diante de você como se ela fosse uma ferrovia, correndo da esquerda para a direita, até onde os olhos alcançam.

Claro, os trilhos não correm no meio do vácuo. Atravessam paisagens rurais e cidades, túneis e pontes, trechos do oceano, montanhas imponentes e cânions profundos. Visualize a magnitude e a mágica diversidade do ambiente.

Agora olhe *beeeem* para trás, na parte mais à esquerda dos trilhos. Este é o seu passado. É de onde você veio, o terreno que você já percorreu em sua jornada pela vida.

Siga os trilhos e mergulhe na distância. Enquanto anda, você verá a sua vida inteira – tudo o que já aconteceu com você – se expandindo diante de seus olhos.

Tire um tempo para pensar sobre as experiências mais marcantes de sua vida.

Subir ao altar com o amor da sua vida. O nascimento de seu primeiro filho e a sensação de acalentá-lo em seus braços. Trocaria isso por algo?

Volte às férias que a família tirou no Caribe, passando uns dias no paraíso.

E o que dizer do dia em que você fechou negócio e comprou sua primeira casa? Ou de quando você conseguiu o emprego que sonhava? Seja qual for o seu passado, saboreie a memória de cada experiência maravilhosa.

Conforme sua situação atual, são dezenas ou centenas de ótimas experiências para visualizar. Formaturas, promoções, prêmios, festas e relacionamentos. Coisas singelas como lembranças de infância, que consolam e reconfortam. Sabores, paisagens e sons memoráveis que abraçam você em sua familiaridade e inspiram sentimentos de cordialidade e alegria. Abra-se e permita-se o regozijo daqueles tempos.

Mas não se limite apenas às coisas açucaradas. Pense também nas ruins.

Lembre-se de todas as vezes que enfrentou dificuldades, sofreu reveses ou caiu do cavalo. As brigas, os rompimentos, as multas por excesso de velocidade ou as contas atrasadas.

Lembre-se de ser colocado de castigo quando seus pais pegaram você em flagrante delito? Se você teve uma infância difícil, inclua tudo isso aqui. E aquela vez em que se esqueceu de pagar a conta da luz e teve que passar a noite lendo à luz de velas?

Ou quando você passou por uma cirurgia e ficou vários dias preso a um leito de hospital? Ou quando terminou com alguém e se sentiu deprimido por muitas semanas? Absorva tudo isso, desde o mais trágico e traumático até o meramente irritante, enervante ou frustrante.

Lembre-se de todos os problemas que enfrentou – e que acabou superando. Muitos deles podem ser muito parecidos com os que você está lidando com hoje.

Provavelmente sentiu muitas das mesmas emoções naquela época, também. Pensou que nunca superaria aquela separação, que nunca encontraria um emprego melhor, ou que não se recuperaria da humilhação de alguma situação.

Mas você conseguiu. Reergueu-se, sacudiu a poeira e, olhando para trás, alguns daqueles problemas até parecem meio bobos agora.

Acredita no quanto ficou chateado por ter tirado uma nota baixa no teste de Matemática no Ensino Médio? Ou a péssima sensação de ser rejeitado por aquela moça ou aquele rapaz de que você gostou?

Hoje, até mesmo os mais graves problemas provavelmente pareçam muito diferentes. Afinal de contas, você os superou e, em última análise, eles o ajudaram a moldar e formar quem você é hoje.

OLHANDO PARA O FUTURO

Agora que percorreu até o fim da linha em uma direção, é hora de dar meia-volta e ir para o outro lado.

À direita – se é que você ainda não percebeu isso – fica o seu futuro. Ali é onde você encontrará o que ainda está por vir, todas as experiências e acontecimentos que a vida reserva a você.

Novos relacionamentos com pessoas que você ainda nem conhece. Lugares que você nunca visitou. Coisas que sempre quis fazer.

Experimentar a adrenalina formigando na espinha ao dar o primeiro beijo em alguém por quem você realmente sente uma atração irresistível. Ou a conexão, a satisfação e a paz de envelhecer ao lado da pessoa que você ama.

Ver os filhos crescendo, se destacando nos estudos, fazendo gols e atuando na peça teatral da escola. Num piscar de olhos, eles estarão apresentando você ao amor da vida *deles*. E então virão os passeios com os netos: desde um cineminha até viagens à Disneylândia.

Seu futuro reserva a você camadas de potencial inexplorado e oportunidades – seja um evento relevante em sua vida ou apenas uma noite divertida com seus melhores amigos. O futuro pode estar guardando coisas realmente valiosas para você.

Claro, não serão apenas filhotes de cachorro e arco-íris, mas você já sabe disso. Haverá problemas e atribulações. Decepções, derrotas, brigas e medos. Não pare por aí, continue olhando ATÉ o fim dos trilhos, o fim supremo. Isto mesmo: esta vida chegará ao fim, sua força vital deixará de existir neste plano físico, sua experiência de ser você terá um ponto final: pense no dia em que você vai morrer. Sei que não é agradável, mas vai acontecer, então por que não aceitar isso a partir de agora?

Nesta vida, às vezes, você terá que fazer coisas que não deseja, com pessoas que não gosta e em lugares que não curte. Gente vai sair de sua vida tão rápida e facilmente quanto entrou. Você vai perder dinheiro, coisas vão quebrar, e seu cachorro vai morrer.

Mas você vai superar tudo, as coisas boas e as ruins, assim como já fez no passado. Vai ficar lá como o campeão que você é, porque cada uma delas é apenas mais uma das cenas passageiras no filme que conta a história de sua vida.

UM MAR DE COISAS

> "É durante nossos momentos mais sombrios que devemos nos concentrar para vermos a luz."
> - Aristóteles

A finalidade deste exercício é fazer você começar a recolocar as coisas em perspectiva. Enquanto examina todas as coisas que já experimentou e todas as coisas que ainda tem a experimentar, tire um tempinho para examinar os seus problemas atuais. Tudo em sua bandeja agora não passa de *outra coisa num mar de coisas*.

Seu barco não afundou nem vai afundar tão fácil. Apesar de ondas, tempestades e eventuais enjoos, sua jornada através do oceano que chamamos vida continuará.

Como um capitão que enfrenta uma grande tormenta, você não pode se deixar levar pelas ondas. Tem que segurar firme o leme e redirecionar sua vida ao rumo que pretende ir. Sua viagem não foi tão tranquila quanto você queria que fosse, e daí? Por acaso isso é motivo para sair do curso? Acho que não. E você definitivamente não deve deixar o que acontece numa área da vida afetar sua percepção sobre o geral. Não pode se dar ao luxo de permitir que as dificuldades no trabalho façam você infeliz em casa nem deixar seus problemas de relacionamento afetar o seu humor no escritório.

Encare seus problemas à medida que forem surgindo, um por um, dê a atenção necessária a eles e siga em frente. Misturar todos num lamaçal de confusão não vai ajudar em nada, só vai deixar você assoberbado. Isso vai exigir precisão, paciência e disciplina de pensamento. Aborde cada item de forma pragmática e com uma solução em mente. Lembre-se: *tudo* tem solução, e se você não consegue vislumbrar a solução, quer dizer que ainda não analisou o suficiente.

Muitas vezes, a razão pela qual você não consegue ver a solução é o fato de estar muito perto do problema. Afaste um pouco o zoom, afaste BASTANTE o zoom e olhe o panorama. Esse é um fenômeno semelhante ao que os psicólogos chamam de "reestruturação cognitiva" – deslocar a maneira em que seus problemas se apresentam em sua vida.

Nossos cérebros naturalmente nos pregam peças, torcendo e distorcendo nossos pensamentos de maneiras nem sempre racionais. Adoraríamos pensar que somos sempre lógicos, mas não somos. Estamos à mercê de vieses cognitivos, emoções e equívocos, e a maior parte disso está completamente invisível para nós.

Às vezes, estamos próximos demais, envolvidos demais, para sequer notar. Depende de nós desacelerar, dar um passo atrás e entender o que realmente está acontecendo.

> "Esta é uma das coisas peculiares sobre o mau humor – muitas vezes nos enganamos e nos sentimos miseráveis nos dizendo coisas que simplesmente não são verdadeiras."
> - David D. Burns

E se as coisas ainda estiverem fora de foco, dê mais um passo para trás. E outro. E mais outro.

Pergunte a si mesmo "O que *realmente* está acontecendo aqui?", até experimentar seus problemas de forma nítida, clara e livre daquela âncora emocional. Persista até que você consiga ver todo o curso da sua vida e perceber que seus problemas atuais são apenas mais um obstáculo temporário na estrada.

VOCÊ CUIDA DISSO

Quando você enfim colocar as coisas em perspectiva, chegará a sua afirmação: **"Eu cuido disso".** Vai começar a realmente acreditar naquilo, vivenciar aquilo e viver *a partir* daquilo.

Você consegue dar conta disso. Isso não te matar. Sua vida não acabou. Você tem café no bule. Bala na agulha.

"Eu cuido disso" não significa que você tenha a solução perfeita. Significa apenas que está com as mãos no volante, tem influência sobre isso, exatamente como sempre teve. Quer dizer, vamos lá, é por essa merda que você vive!

Nem sempre é bonitinho. Nem sempre é divertido, mas você cuida disso. Não estamos dizendo isso somente para tapar o sol com a peneira ou fazer você se sentir um pouco melhor por uma fração de segundo. Olhe para seu histórico; você *realmente* cuida disso! Vai fazer isso funcionar, como sempre fez. Resolveu outras vezes e vai dar conta do recado agora.

Entre em contato com quem você *realmente* é e repita: *Eu cuido disso. Eu cuido disso. Eu cuido disso.*

5 "EU ABRAÇO A INCERTEZA."

"A incerteza é onde o novo acontece."

CAPÍTULO 5

Você é um viciado.

Está fora de controle e tão dependente de sua droga preferida que nem percebe como isso está afetando sua vida. Você tem um atroz desejo e uma ânsia fatal por previsão.

Vai chover amanhã? Qual será o desempenho de minhas ações na bolsa de valores? Quem vai ganhar a Copa? Você está sempre olhando adiante, tentando descobrir o que vai acontecer antes de acontecer realmente.

Por quê?

Certeza. Buscamos o certo e evitamos o incerto. Queremos saber o que esperar, aonde ir e o que vestir. Queremos estar preparados. Queremos estar seguros. É muito além de um querer, porém, é mais como aquele vício. Estamos avaliando as pessoas antes mesmo de conhecê-las, prevendo o caráter delas de modo precipitado.

Compramos mercadorias e marcas com as quais estamos acostumados, mesmo que exista um vasto leque de alternativas. Tomamos suplementos e vitaminas para prevenir uma doença que ainda não temos, namoramos durante meses, às vezes anos, para ter *certeza* de nosso futuro, para certificar-se de que as coisas vão acontecer de uma forma que possamos prever. Ei, me dá esta certeza, certeza, certeza!

Todos conhecemos os adesivos e memes de internet que elogiam as pessoas que correm riscos e nos incitam a abraçar a incerteza. Inclusive sabemos que nossa propensão a correr riscos se correlaciona diretamente com nosso potencial de fortuna e possibilidade. No entanto, muitos de nós ainda permanecem dentro de nosso mundo certinho e organizado.

E há um motivo para isso. Até muito recentemente, o mundo era um lugar muito mais assustador para humanos como você e eu. Cada passo rumo ao desconhecido era uma dança com a morte. A vida era um grande jogo de roleta russa. Literalmente, dia após dia, você e todos os outros seres na face da Terra serviam de aperitivos no menu do jantar para uma variedade de monstros e criaturas ou de trouxas infelizes que entravam, desavisados, na rota do senso de humor politicamente incorreto da Mãe Natureza.

Sorte nossa: nem de longe o mundo é tão assustador quanto era há milhares de anos (ok, não chega a ser exatamente uma utópica zona segura). A vida tornou-se muito mais segura, inacreditavelmente mais segura, na verdade. A medicina e a tecnologia melhoram a cada dia; crimes violentos, embora desenfreados em nossas agências de notícias, na verdade são uma raridade no cotidiano de um cidadão médio de um país ocidental.

Claro, ainda existem doenças letais e ameaças de atos aleatórios de violência ou catástrofe, mas as chances de você pegar um misterioso vírus de zumbi ou ser levado num furacão com Dorothy e Totó para uma fantástica terra dos sonhos de Hollywood são (felizmente) pequenas.

Eis outras notícias surpreendentes: existem fortes chances de que você não morra de repente no trajeto para o supermercado, seu chefe não vá *realmente* matar você se pedir um aumento e, acredite ou não, convidar alguém para sair não vai resultar em suas calças misteriosamente caírem ao chão, dolorosamente expondo a cueca box com a estampa do Bob Esponja e praticamente causando sua morte precoce via constrangimento terminal agudo pelo riso insidioso de todos no Café Starbucks ecoando em seus ouvidos enquanto você dá adeus a este nosso tumulto vital.

Em outras palavras, nossa aversão ao risco deixou de ser necessária. Os instintos de sobrevivência que antigamente nos mantinham vivos agora podem ser justamente o que nos impede de viver de verdade.

UM PARADIGMA DE POTENCIAL

A nossa obsessão pela certeza pode ser trágica e contraproducente, por dois motivos.

Primeiro: a incerteza é onde as coisas acontecem. A incerteza é seu caminho pessoal para a oportunidade. É o ambiente em que você cresce, experimenta coisas novas e gera resultados inovadores, sem precedentes. A incerteza é onde o *novo* acontece.

> **"O desejo por segurança se opõe a cada empreitada nobre e grandiosa."**
> **– Tácito**

Quando você se agarra a uma situação que parece confortável, fazendo as mesmas coisas que sempre fez, na prática está vivendo no passado – não está progredindo. Está repetindo coisas e comportamentos que, em certo ponto de sua vida, eram arriscados, pois você não sabia aonde eles o levariam, mas desde então se transformaram em rotina.

Pense nisto: como ir a novos lugares se você nunca sai de casa? Como fazer amigos e iniciar romances sem conhecer gente nova? Como conquistar algo novo fazendo o que sempre fez?

Impossível. A verdade é que você não tem sequer como prever o que os seus conhecidos vão fazer, que dirá as pessoas que você não conhece. Não importa se está na fila do caixa, na boate ou no banco, situações sociais são inevitavelmente repletas de incertezas. Putz, na metade do tempo você não consegue nem prever seus próprios pensamentos e sentimentos! Pense nas inúmeras vezes que você fez um julgamento precipitado e depois mudou de ideia.

Como conseguirá um aumento se não tem coragem de pedi-lo? Como avançará na carreira se sempre se apega à certeza e ao conforto?

Não tem como. O sucesso nunca é garantido. Nunca vem sem correr riscos. Mesmo se você for o mais inteligente ou o mais trabalhador, não há garantia de nada.

Gente que acaba fazendo coisas grandiosas em suas vidas sabe disso. Esse pessoal também abraça a incerteza.

> **"Em qualquer momento de decisão, a melhor coisa a fazer é a coisa certa, a segunda melhor coisa é a coisa errada, e a pior coisa é não fazer nada."**
> **- Theodore Roosevelt**

Agora pare e reflita sobre a frase de Teddy Roosevelt por um minuto. Errar o alvo não é a pior coisa que você pode fazer. Pior é não tentar.

Você pode admirar as pessoas de sucesso e achar que elas sempre tiveram tudo planejado. Muitas delas transparecem um tipo de confiança, carisma ou talento que faz tudo parecer mais fácil. Certamente elas parecem ter algo que você não tem. Mas, acredite em mim, a ascensão delas ao topo foi tudo, menos certa ou fácil. A maioria delas duvidou disso todos os dias, às vezes centenas de vezes ao dia. É isto mesmo: elas ficaram lá sentadas, assim como você está agora, imaginando como iam conseguir, se tudo valia a pena, ou se tinham as qualidades necessárias.

Em certos dias elas duvidaram do que estavam fazendo. Pensaram: "Isso nunca vai dar certo". Muitas ficaram prestes a desistir em várias ocasiões ao longo do caminho.

Não alcançaram o sucesso porque tinham certeza do sucesso; alcançaram o sucesso porque não deixaram a incerteza detê-las. Seguiram em frente apesar dela. Ignoraram as dúvidas e continuaram avançando com esforço. Foram persistentes quando a única coisa que elas tinham para se abastecer era a persistência.

Pense por um tempo em todas as pessoas que conquistaram algo fantástico e depois logo se desvaneceram na obscuridade. Estou certo de que você consegue pensar em gente assim, artistas, empresários ou atletas.

Em minha carreira, treinei muitas pessoas "bem-sucedidas", que me procuraram com as vidas estagnadas, sentindo-se mornas e sem inspiração. O que aconteceu? Para muitas dessas pessoas, elas entraram na zona de conforto. Durante anos, haviam ampliado suas zonas de conforto até chegar onde queriam. Mas tão logo escolheram a certeza em vez da incerteza, deixaram de fazer novas conquistas.

Bateram no muro.

Por que isso aconteceu? Porque quando você alcança um de seus objetivos, quando se torna rico e bem-sucedido, o futuro naturalmente *parece* um pouco mais certo. Aposto que todos nós nos sentiríamos um pouco mais seguros com 1 milhão de dólares ou coisa parecida no banco.

Mas essa mudança de mentalidade é exatamente o que cria o ambiente para nossa ruína final. Quando deixamos de lado a incerteza financeira, o desejo – até mesmo a necessidade – de ganhar dinheiro recua. Quando deixamos de lado a incerteza sobre o sucesso, a nossa ambição embota ou enfraquece. Mergulhamos em nossa inflada ilusão de certeza. Enfim fazemos essa coisa chamada: "acomodar-se". A certeza nos acomoda.

Esse é o tipo de poder que a incerteza tem em nossas vidas. Pode nos construir ou destruir. Pode nos enriquecer ou empobrecer. Pode ser a chave para o nosso sucesso ou nos afastar dele.

Para muitas pessoas, acaba sendo as duas coisas.

PERSEGUINDO O QUE NÃO EXISTE

O mais engraçado é que, não importa o quanto você corra atrás da certeza, nunca será capaz de mantê-la ou guardá-la. Pelo simples fato de que ela não existe. O universo sempre nos enviará pequenos lembretes de seu caos e poder, e ninguém está isento do aviso.

Nada é certo. Você pode ir dormir esta noite e nunca mais acordar. Pode entrar em seu carro e ele não pegar. A certeza é uma completa ilusão. Vodu.

Tem gente que pode achar terrível pensar isso, mas é verdade. Por mais esforço que façamos, nunca podemos prever exatamente o que a vida nos trará. Nossos planos vão acabar fraquejando em algum momento.

Ao fugir da incerteza em busca da certeza, estamos na verdade rejeitando a única coisa na vida que é garantida em favor de algo que não passa de mera fantasia.

"Só sei que nada sei", já disse Sócrates. Muita gente sábia entende isso. Na verdade, esse pessoal deve a sua sabedoria a essa própria conclusão – de que na verdade não sabe nadica de nada.

Pois quando pensamos que sabemos tudo, inadvertidamente damos as costas ao desconhecido e, por tabela, a novos reinos de sucesso. A vida é imprevisível e incerta. Quem aceita que a vida é assim não tem outra opção senão abraçá-la.

Essa pessoa não tem medo do incerto; ele faz parte da vida. Não fica procurando a certeza porque sabe que ela não existe realmente. Também é o tipo de pessoa atenta e aberta à verdadeira magia e aos milagres da vida, a tudo que pode ser conquistado.

Um dos pilares da filosofia é o exame de como sabemos o que sabemos. Como provar que aquilo em que acreditamos é verdade? Na maioria dos casos, não conseguimos provar.

Na realidade, até mesmo muitas das coisas que pensamos serem fatos reais não o são. São meia-verdades.

São suposições. São interpretações errôneas. São palpites. Baseiam-se em vieses cognitivos, informações defeituosas ou condicionamentos. Utilize a ciência como exemplo. Aquilo em que acreditávamos há 5, 10 ou 20 anos já foi desmentido. Fizemos saltos radicais no entendimento e esses saltos continuam todos os dias. O que hoje sabemos um dia será considerado arcaico e ultrapassado. Considere que esses mesmos limites de entendimento estão por toda parte em sua vida.

Se não temos sequer a certeza sobre o que "sabemos" hoje, como saber o que vai acontecer amanhã?

Como já deve ter notado, quando você tenta ficar na sua zona de conforto, nunca se sente confortável de verdade. Tem sempre aquela sensação incômoda de que poderia estar fazendo mais. Tem sempre esse desejo por uma vida que é melhor do que a que você tem agora.

Quanto mais tentamos ficar confortáveis hoje, mais desconfortável será o amanhã. Na realidade, não existe um destino a ser alcançado, existe apenas explorar, explorar e explorar.

"Se quiser vencer, você precisa estar disposto a ser julgado pelos outros."

DÊ UM PASSO À FRENTE E SEJA JULGADO

Como em muitas outras coisas em nossas vidas, uma parcela de nossa aversão à incerteza vem do nosso medo de ser julgado pelos outros. Temos, de uma maneira muito concreta, medo do que a tribo pensa e da perspectiva de ser jogado lá fora, no mistério e na incerteza da natureza.

Se nos expomos a situações desconfortáveis, talvez possamos parecer desajeitados. As pessoas vão pensar que somos "esquisitos".

Se expandimos nossos limites e tentamos conquistar coisas novas, talvez encontremos o fracasso. As pessoas vão pensar que somos "perdedores".

> "Se quiser melhorar, fique contente ao ser considerado tolo e estúpido."
> - Epiteto

Você nunca alcançará o seu verdadeiro potencial se ficar obcecado pelo que os outros pensam. Na verdade, você pode mudar sua vida da noite para o dia simplesmente parando de se importar com a opinião alheia. A vida continua, com uma opinião favorável ou desfavorável.

Isso não significa que você deva sair e se transformar num sociopata descarado e ignorar completamente o que os outros pensam. Mas, se quiser vencer, precisa estar disposto a ser julgado pelos outros e não se abalar por isso. Se quiser fazer algo realmente importante, terá de aceitar que algumas pessoas vão pensar que você está delirando ou sendo imbecil ou bitolado.

A pessoa que evita a incerteza não age dessa forma. Ela tem medo de ser julgada. Tem medo de parecer tola ou estúpida. Está paralisada, um dos pés pregado ao solo por uma ilusão.

ABRAÇANDO O INCERTO

Isso tudo pode ser muito impactante. Tem gente aí que pode estar se contorcendo na cadeira ao ler isto.

Isso acontece porque você está rejeitando e evitando a incerteza. Tem medo dela. Está tentando controlar e saber coisas que você simplesmente não tem como saber ou controlar. Você é dominado por esse faz de conta em que todos nós nascemos e do qual aparentemente nunca conseguimos sair.

A boa notícia: não precisa ser assim.

É por isso que eu quero que você mude seu modo de pensar. Abrace a incerteza. Esta é a sua afirmação pessoal: **"Eu abraço a incerteza"**.

Encare-a de frente. Aprecie-a. Desfrute-a.

Lembre-se: todos os sucessos, todas as experiências, todas as coisas com as quais você sempre sonhou estão esperando por você na incerteza. Basta aceitar isso, e as coisas deixam de ser tão assustadoras. Claro, você ainda pode ficar nervoso sobre o que vai acontecer, mas também vai estar esperançoso e animado com a perspectiva do que está por vir.

O desconhecido pode conter muitos contratempos, mas também contém alegrias mil. Transborda com oportunidades e progressos.

Eu desafio você a sair hoje, pegar o touro pelos chifres e abraçar sua própria incerteza. Faça as coisas que normalmente não faz. Sacuda sua rotina diária. Ouse sonhar, ouse arriscar e insuflar vida em sua vida.

Comece com coisas singelas. Escolha uma rota diferente para o trabalho. Em vez de trazer o almoço ou comer nos lugares de sempre, experimente outro lugar em que nunca esteve. Puxe um papo com o garçom com o caixa. Sorria e diga oi às pessoas por quem você passa na rua, ou lhes dê um aceno amigável com a cabeça. Fale com aquela moça ou rapaz que despertou sua atenção.

Ou talvez você seja um extrovertido que já faça isso tudo naturalmente. Que coisas fazem você se sentir desconfortável? Que coisas você gostaria de fazer, mas evita por causa da incerteza?

Faça-as. A partir de agora. Não há ocasião melhor do que este momento. Desenvolva e faça crescer este músculo de aceitar a incerteza na vida. De estar com a glória da própria vida, livre de seus próprios limites e das opiniões.

Não pare por aí. Em vez de apenas expandir nossas zonas de conforto, vamos revolucionar a coisa toda. Tente agir de uma forma que você nunca pensaria em agir. Um bom começo seria fazer algo completamente fora de seu estilo. Abrace a incerteza e faça uma reviravolta em seu futuro!

À CAÇA DE OPORTUNIDADES

Abraçar a incerteza tem o poder de transformar a sua vida, desde seus relacionamentos pessoais até sua carreira. Pode ajudá-lo a entrar em forma, ganhar mais dinheiro ou encontrar o(a) futuro(a) cônjuge.

Você não estará mais se escondendo da vida, estará vivendo a vida, bebendo dela e se empolgando com ela.

Quando você deixa de procurar a certeza, desistindo de tentar dar sentido a tudo, boa parte de seu estresse simplesmente se esvai. Na realidade, não há nada para descobrir. Se você tirou um tempo para prestar atenção no que está escrito aqui, percebeu que nossa maior causa de preocupação é tentar prever o futuro e então se recusar a aceitar as coisas quando as previsões não se concretizam ou não vão se concretizar do jeito que você queria.

A vida é uma aventura. Está absolutamente repleta de oportunidades. Mas depende só de você abraçar essas oportunidades plena e inteiramente, em toda a sua majestosa, enervante e revigorante incerteza.

Concentre-se nas coisas que você controla e deixe de se preocupar com o que não controla, como o clima, o índice Dow Jones, ou o que sua vizinha pensa sobre o seu corte de cabelo.

"Eu abraço a incerteza." Essa singela declaração pode mudar totalmente a maneira que você vive, a cada instante, a cada momento. A única coisa garantida na vida é que ela é incerta. A única coisa de que sabemos é que não sabemos de nada.

Vá em frente. Abrace esta ideia e diga: "Eu abraço a incerteza".

6

"NÃO SOU MEUS PENSAMENTOS, SOU O QUE FAÇO."

"Você não é definido pelo que está no interior de sua cabeça. Você é aquilo que você faz. Seus atos."

CAPÍTULO 6

"Mude seus pensamentos, mude sua vida."

Um dia desses, eu estava rolando a tela de meu Facebook e me deparei com esta pequena preciosidade. Tinha mais curtidas que o Justin Bieber e um montão de comentários.

Lá estava eu sentado, trajando meu blazer vermelho e minha gravata amarelo-claro, refletindo sobre o peso filosófico daquilo enquanto bebericava suavemente, pelas bordas, o meu creme de menta noturno. (Ok, eu vestia uma velha camiseta do AC/DC e uma calça de moletom e tomava um café, mas você pegou o espírito da coisa.) Após um momento, pensei comigo mesmo: "Mas que besteirol".

Imagine o seguinte: você está no trabalho, tem algo a fazer, mas está com medo, simplesmente não está "inspirado" hoje. Relanceia o olhar ao relógio. 10h34. Ah, bem, ao menos não falta muito tempo para o almoço.

"Humm, o que é que vou comer hoje? Ah, estou querendo provar a comida daquele novo restaurante aqui na rua. Meu colega de trabalho elogiou o lugar. Mas eu realmente não deveria estourar o meu orçamento..."

De repente, você é trazido de volta à realidade e se flagra olhando para o cursor piscando na tela do computador.

"Uau, sou péssimo nisso. Hoje não estou a fim de trabalhar. Preciso de um pouco de energia."

Antes de se dar conta, já abriu seu navegador e está surfando em um de seus sites prediletos de desperdício de tempo.

"Uau! Sapatos flutuantes?! Seria legal ter um desses!"

Volta rapidamente à realidade. Confere seu e-mail. Uma mensagem de sua operadora de cartão de crédito. "Estou muito endividado. Nunca vou sair desta confusão. Para mim, nada de sapatos flutuantes ou comer fora."

Uma notificação daquele site de namoro on-line que você se inscreveu semanas atrás. "Nunca vou encontrar alguém. Minha vida amorosa é um desastre. Talvez eu não tenha nascido para estar em um relacionamento."

Alguém passa por seu cubículo. Em frenesi, você dá um clique no mouse e bate nas teclas, fingindo estar ocupado para o crédulo intruso. "Ufa, essa foi por um triz!"

Mira o relógio de novo. 11h13. Mais meia hora desperdiçada. "Eu realmente deveria me concentrar no trabalho... mas primeiro me deixe dar uma espiada em..."

Qualquer semelhança não é mera coincidência? Talvez você não trabalhe num escritório, mas ainda consegue se identificar com essa sensação de pavor que o domina ao se deparar com algo a que você está resistindo. Como se preferisse fazer qualquer coisa, menos a tarefa em mãos.

Aquela lista de "coisas a fazer" rapidamente torna-se uma lista de "coisas que não quero fazer".

Mesmo se você for casado ou já estiver em um relacionamento, também pode se identificar com esses sentimentos de desânimo. Quando os seus pensamentos sobre a sua situação se tornam mais desgastantes e debilitantes do que qualquer outra coisa. Quando você se afasta tanto das coisas essenciais sonhadas para seu relacionamento, se envolve tanto com o que deve/não deve, pode/não pode, quem está certo ou errado, que muitas vezes fica se perguntando por que diabos você ainda não pulou fora.

A verdade é que todos fazemos isso de vez em quando. Até mesmo o mais motivado, mais bem-sucedido e mais sábio de nós tem esses tipos de pensamentos.

Então, o que separa essas pessoas bem-sucedidas de você e eu? Elas entendem (conscientemente ou não) uma coisa simples: o que elas pensam e o que elas fazem nem sempre precisam andar lado a lado.

VOCÊ NÃO É SEUS PENSAMENTOS

Você não é seus pensamentos. Você não é definido pelo que está no interior de sua cabeça. Você é o que você faz. Seus atos.

> "Grandes pensamentos só falam para as mentes pensativas, mas grandes ações falam para toda a humanidade."
> – Theodore Roosevelt

A maioria de nós deixa a nossa condição interna influenciar muito o que fazemos. Mas as pessoas com desempenho excelente revelam sua excelência justamente porque aprenderam a experimentar esses sentimentos e, ao mesmo tempo, evitar a inclinação a agir sob sua influência.

Não é que eles nunca duvidem de si mesmos ou nunca tenham a vontade de adiar ou evitar uma situação particular.

Não é que elas sempre tenham "tesão" de cumprir as obrigações.

Elas simplesmente se concentram e se debruçam na tarefa. Apesar de tudo, elas agem.

Seria ótimo se simplesmente decidíssemos nunca ter um pensamento negativo, mas, no final das contas, isso não é realista. Eu sei, eu sei, meus amigos defensores do pensamento positivo estão arrancando os cabelos com essa afirmação, mas aí vão umas perguntinhas que até mesmo essa galera pode se fazer. Nunca imaginou o motivo inicial de você ter escolhido a positividade como resposta para a sua vida? Já notou como você é impactado ou rodeado por gente ou situações aparentemente negativas? Exato: até você é agarrado pela velha mão negativa de vez em quando, não importa o quanto procure evitá-la.

A verdade é que é difícil exercer influência, muito menos controle, sobre o que você pensa. Em especial, porque, como já frisamos em outro trecho deste livro, não estamos sequer cientes da maior parte das coisas que pensamos.

Pensamos coisas sem sentido, irrelevantes. Pensamos coisas importantes. Na mesma proporção. Além disso, há aqueles pensamentos padrão que pipocam em sua cabeça todo santo dia. Pensamentos de desmerecimento, de ser julgado, de não pertencimento ou alguma falta de competência. Tudo isso enquanto vai ao trabalho, paga suas contas, vai ao supermercado ou dirige o seu carro!

Muitas das coisas que eu ensino a meus clientes envolvem mudar a maneira como você aborda e encara a vida. Mas essas são soluções de longo prazo. Em última análise, o meu objetivo é ajudá-lo a mudar o seu subconsciente. E isso, gente boa, é como inverter o rumo de um encouraçado. Demora um tempo.

Por mais que você se esforce, vai ter um pensamento negativo de vez em quando. Talvez com mais frequência. Talvez todos os dias. Talvez centenas de vezes por dia.

Em certos dias, você nem vai querer sair da cama, não vai querer ir trabalhar, não vai querer tomar conta de suas responsabilidades.

Mas você encara. Dia após dia, você se envolve em atividades que não quer *realmente* fazer. Isso significa que você já tem um músculo para ter pensamentos e agir independentemente deles.

Como sempre digo aos meus clientes, você não precisa sentir que hoje é seu dia, apenas tem que agir como se fosse.

Claro, sempre é bom estar com o tipo certo de humor ou mentalidade, mas se ficarmos sentados à espera de estarmos no humor perfeito, nós simplesmente nunca vamos começar.

"Você não precisa ter a sensação de que hoje é seu dia, apenas tem que agir como se fosse."

Já conheci literalmente milhares de pessoas em minha carreira que passaram suas vidas esperando sentir-se ou pensar diferente. E embora a inspiração ou a motivação possam bater de vez em quando, elas são amigas inconstantes: não dá para confiar que elas vão aparecer sempre que você precisar delas.

> **"Nós nos tornamos justos realizando ações justas, moderados *realizando ações moderadas, corajosos realizando ações corajosas.*"**
> **– Aristóteles**

Você muda sua vida fazendo, não pensando em fazer. Na realidade, quando você se torna intimamente ligado às ações que está executando, algo mágico começa a tornar-se aparente.

Pensamentos sem ações são apenas isto: pensamentos! Seus pensamentos negativos sobre si mesmo, os outros ou suas circunstâncias não terão nenhum impacto sobre seu sucesso, desde que você os ignore.

AGIR MUDA O SEU PENSAR

Os benefícios de agir são duplos.

Agir o leva a realizar as ações que você precisa fazer, é claro. Mas é, ironicamente, também a maneira mais rápida de alterar seus pensamentos.

Existem algumas razões para isso. Sabemos que seus pensamentos podem tornar-se a sua realidade. E quando a sua realidade inclui agir sobre as coisas que são do seu interesse, seus pensamentos realmente se modificam para corresponder a isso. Analise o seguinte: os seus pensamentos (e os sentimentos resultantes) nem sempre estão alinhados com o que é de melhor interesse para sua vida, sua saúde, suas finanças ou seu potencial. Muitas vezes, esses próprios pensamentos e sentimentos estão afastando você de seu potencial. Coisas como dúvida, medo, procrastinação ou frustração comandam o dia, em vez das ações positivas que realmente farão a sua vida progredir.

Se você sempre destrincha a tarefa que tem em mãos, sem hesitação, o que pensará na próxima vez que tiver algo importante a fazer? Seus pensamentos começam a se tornar atos intuitivos ao longo do tempo, até que você, de modo paulatino e gradativo, começa a agir independentemente de seus pensamentos negativos. Vai ficar pensando em si mesmo e nas coisas que faltam a você, ou vai lidar com as ações que se apresentam bem ali, naquele instante?

Já notou que, se você está totalmente absorto em algo, todos os seus problemas ou colóquios negativos parecem sumir? Quando você está cognitiva e genuinamente envolvido em uma prática ou um projeto, aquela conversinha interna vai ficando cada vez mais silenciosa. Golfistas, jogadores de tênis, meditadores, tricoteiros, musicistas, artistas e praticantes de corrida sabem exatamente de que eu estou falando. Os atletas chamam isso de "pico de desempenho". E a boa notícia é que você também pode aprender a alcançar seu pico de desempenho!

Quando você concentra sua atenção na tarefa atual, a sua consciência acaba entendendo a ideia.

Cada vez que faz isso, você constrói sua experiência de autoconfiança e segurança em si mesmo. Tudo isso tem um impacto de longo prazo em seu modo de pensar.

E qual é a segunda forma em que as ações influenciam nossos pensamentos?

Lembra-se de quando falei que os seus pensamentos podem tornar-se a sua realidade? Isso é verdade. Embora seus pensamentos possam tornar-se sua realidade, é *apenas* por meio de seus atos que seus pensamentos realmente *tornam-se a sua vida*. Antes disso, são meros pensamentos.

Às vezes, as nossas mentes equivalem a um espelho de parque de diversões, distorcendo, contorcendo e borrando as nossas vidas e o nosso potencial.

As nossas mentes muitas vezes têm uma percepção irrealista do mundo, salpicada com interpretações, mal-entendidos, opiniões e comportamentos automáticos, além de hábitos culturais e familiares, tudo isso sobreposto em nossas vidas como desenhos numa gigantesca folha de papel vegetal. Quanto mais nós nos esforçamos para que nossa realidade corresponda a esse desenho, mais dificuldades encontramos.

Existe um abismo entre como a vida é e como *pensamos* que a vida é; muitas vezes, esse abismo é o buraco negro em que labutamos infrutiferamente.

Pensamos que as coisas são piores ou melhores, mais difíceis ou mais fáceis do que realmente são, com base nessa dissonância de ruídos de fundo e julgamentos.

Analise o seguinte: você acaba de pisar na bola em algo importante. Logo estalam aleatoriamente em sua cabeça pensamentos como "Que imbecil que eu sou" e "Eu sempre enfio os pés pelas mãos".

Isso significa apenas que a sua reação a uma situação está fora de sincronia com o todo. Exatamente como quando você choraminga (sim, você choraminga), sobre o quanto é "impossível" fazer o que precisa fazer. Seu cérebro começa a seguir essa linha de pensamento até a coisa ficar caótica!

Felizmente, aceitando e incluindo seus pensamentos como apenas uma pequena fração do todo, arregaçando as mangas e colocando a mão na massa, devagarinho você começa a perceber o quanto estava enxergando as coisas de modo distorcido.

Não é à toa que esse método é semelhante ao utilizado por psiquiatras que fornecem terapia a seus pacientes. É porque isso funciona. Ao desafiar nossos pensamentos com ações e nos expormos a situações a que resistimos, treinamos nosso cérebro a ver o mundo mais cognitivamente. Ficamos acostumados a viver a vida "como ela é" em vez de como pensamos que ela é!

Na próxima vez que você estiver sentindo ou experimentando qualquer tipo de pensamento negativo ou humilhante que tira suas forças, aja imediatamente. Aja independentemente desse pensamento. Sendo mais específico: aja levando em conta seus melhores interesses, não entre em ação dominado por pensamentos e sentimentos automáticos. Cada vez será melhor que a anterior, até sua mente despertar e cair a ficha: "Ei, eu consigo fazer isso. Estou aprendendo!".

A AÇÃO LUBRIFICA A ENGRENAGEM DA VIDA

"A inação gera dúvida e medo. A ação gera confiança e coragem. Se quiser superar o medo, não fique em casa pensando nisso. Saia e ocupe-se."
- Dale Carnegie

Eu gosto do que Dale diz aqui. Quando escolhemos a ação em vez da inércia, quando agimos apesar de nossos pensamentos automáticos, algo interessante acontece: começamos a nos esquecer das coisas que estão nos incomodando.

Simplificando: quando agimos, não temos mais tempo para nada! É difícil se concentrar em suas preocupações e negações internas quando você está ocupado fazendo as coisas. Tudo tem a ver com embalo. Depois que você começa a rolar, é mais fácil permanecer em movimento. Aquele caminho que antes parecia tão comprido e intimidante começa a diluir-se à medida que você vai ganhando velocidade ao longo dele.

Mas primeiro você tem que colocar a chave na ignição, dar a partida e engrenar a marcha. O carro não vai dar a partida sozinho e em seguida esperar pacientemente por você na saída da garagem.

Pensando bem, é basicamente isso que a maioria de nós costuma fazer. Queremos ser conduzidos. Pensamos que um humor mais produtivo vai nos guiar através da vida, um estado de espírito confiante vai tornar as coisas mais fáceis ou mais exequíveis. Mas se você quiser chegar a seu destino, terá que assumir o volante.

Vai ter que afivelar o cinto de segurança e apertar fundo o pedal do acelerador, não importa se estiver preparado ou não.

Hoje, quero que você faça algo diferente do que costuma fazer. Quero que você entre em ação sem se importar com seus corriqueiros pensamentos negativos ou improdutivos.

Aja no momento e de acordo com o que exige o item diante de seus olhos. Foda-se como você se sente, AJA!

Não espere pelo humor certo. Não fique procurando aquele sentimento mágico que vai fazer o trabalho por você.

Simplesmente entre em ação. Coloque de lado seus pensamentos e mexa-se.

Não se trata de alavancar sua psique. Não se trata de deixar tudo bem alinhadinho. Apenas entre em ação. Faça isso.

Não daqui a um minuto. Não após terminar este programa de TV. Agora.

Claro, sua mente sempre tentará racionalizar para *não* agir. Vai lembrá-lo de todas as outras coisas que você poderia estar fazendo. Vai sobrecarregá-lo com todos os seus estresses e dúvidas recentes.

Mas não aja com base em seus pensamentos. Aja com base no que está na sua frente.

Mude sua vida mudando suas ações. É a única maneira.

Ainda precisa de motivação extra? Pense nas maiores personalidades que você conhece – pessoalmente ou por reputação. Você avalia os pensamentos delas? Ou recorda de seus atos?

Pense que Gandhi ou Rosa Parks ou Abraham Lincoln nunca foram acossados por pensamentos de dúvida, medo ou incerteza? E que tal Nikola Tesla e Steve Jobs?

Acha mesmo que essas pessoas acordavam todos os dias no humor perfeito, cantarolando "A vida será cor-de--rosa"? DE JEITO NENHUM! Elas se atolaram no mesmo tipo de merda que você, mas agiram APESAR DISSO.

Removeram o que estava em seu caminho e se aventuraram rumo ao desconhecido. Não foi um esforço passivo. Sua grandeza não apenas flutuou, miraculosamente, no éter para que nós a consumíssemos. Se elas não tivessem entrado em ação, nunca saberíamos quais eram as paixões que as motivavam. Nunca teríamos testemunhado sua grandeza ou sabedoria.

Tropeçaram, vacilaram e passaram noites sem dormir, preocuparam-se e batalharam e trabalharam com perseverança até que suas vidas e seu trabalho finalmente engrenassem.

Quero dizer, fala sério, é muito provável que você consiga pensar em muita gente, do passado e do presente, que aparentava ter "bons pensamentos", mas nunca realizou muita coisa.

É isso que nos tornamos quando estamos mais preocupados com o que pensamos do que com o que fazemos.

Por outro lado, pense em quantas pessoas com pensamentos negativos acabam se tornando extremamente bem-sucedidas.

Todos os músicos lendários viciados em drogas. Todos os atletas profissionais com questões de manejo de raiva. As modelos com silhuetas corporais não saudáveis. Os milionários com mentalidade de escassez.

E poderíamos continuar dando exemplos e mais exemplos. A questão é: o pensamento positivo não indica sucesso tampouco o pensamento negativo indica fracasso.

Todas as pessoas mencionadas agiram independentemente de suas condições internas. Você também consegue.

Tudo tem a ver com ação. Com sair lá fora, fazer as coisas e levar toda a sua bosta negativa no passeio. Jamais a coisa vai ficar melhor, mais fácil, nem sequer um tiquinho mais compreensível. É isto aí, a vida é agora e você nunca terá um momento melhor do que este.

Não sabe o que fazer nem por onde começar? Bom, sua primeira ação é esta. Descobrir, entender. Vasculhe a internet, leia livros, formule perguntas, faça cursos, peça conselhos, realize tudo o que você precisa realizar para desfoder-se e retomar as rédeas de sua vida.

Erga seu traseiro e mãos à obra.

> "A ação talvez não traga felicidade, mas não existe felicidade sem ação."
> - Benjamin Disraeli

SEPARANDO OS SEUS PENSAMENTOS DE QUEM VOCÊ É

> "Não sou meus pensamentos; sou o que eu faço."

Essa é a sua mais nova afirmação pessoal, a frase que resume tudo. Vá em frente, experimente. **"Não sou meus pensamentos; sou o que eu faço."**

Você não é seus pensamentos. Eles são nada mais, nada menos, que um monte de coisas aleatórias passando pela sua cabeça. Você não tem controle sobre a maioria deles.

No fim das contas, todos apreciaríamos ter pensamentos melhores e mais positivos. Mas ficar sentado neles não vai fazer isso acontecer.

É quando desafiamos nossos corpos e mentes, quando experimentamos, quando enfrentamos nossos medos, quando conquistamos – até mesmo quando fracassamos – que verdadeiramente mudamos quem somos.

Você pode ser a pessoa mais inteligente do mundo, mas isso não significa nada se não entrar em ação.

Lembre-se disso na próxima vez em que você estiver "sem tesão". Quando não estiver com vontade de ir trabalhar ou de dar um passo significativo na vida. Quando estiver duvidando muito de si mesmo para começar.

Esqueça-se disso tudo. Apenas dê aquele primeiro passo. E o segundo. E o terceiro.

Você não é seus pensamentos. Aja. Você é o que você faz.

7 "SOU PERSISTENTE."

"Nossos maiores sucessos surgem do desconforto, da incerteza e do risco."

CAPÍTULO 7

Recorde alguns dos maiores sucessos de sua vida.

Talvez você tenha feito uma grande venda, começado um novo negócio ou comprado uma casa. Talvez tenha se casado com o amor da sua vida ou voltado a estudar ou concluído uma maratona. Pode ser qualquer coisa da qual você sinta um orgulho imenso.

Como diabos você conseguiu isso?

Bem, provavelmente não estava sentado no sofá pensando em seu umbigo. Há grandes chances de que você também não estivesse embrulhado na rotina de sua existência cotidiana, ou mentalmente calculando o aumento brusco no preço do leite desde 1977.

Então o que foi que aconteceu?

Talvez eu não consiga adivinhar exatamente o que você estava fazendo, mas tenho certeza de uma coisa: você estava se sentindo desconfortável. Colocando de um modo um pouco diferente, era bem provável que você estivesse atuando fora de sua "zona de conforto".

Desde o nervosismo e as dúvidas que sentimos quando corremos riscos em nossas carreiras, até as dores musculares e a falta de ar que experimentamos correndo 5 minutos extras na esteira, os nossos maiores sucessos surgem do desconforto, da incerteza e do risco.

"Não vale a pena ter ou fazer nada neste mundo, a menos que signifique esforço, dor, dificuldade." - Theodore Roosevelt

Na verdade, quanto maior o grau de desconforto que você experimentar, quanto maior a dificuldade, maior a sensação de realização pessoal que vem depois.

E é exatamente por isso que grandes conquistas e sucessos extraordinários são tão raros. Porque a maioria das pessoas não gosta de se sentir desconfortável.

SENDO PERSISTENTE

Sempre que estiver trabalhando para conseguir algo, você está nadando contra a corrente. Muitas vezes, a opinião das pessoas ao seu redor está tentando desviar e afastar você de seu destino.

Vão dizer que você não pode fazer isso, está cometendo um erro, é impossível, será um fracasso. Quanto mais exclusivo e inovador for seu empreendimento, mais forte será o impulso contrário. Por quê? Bem, essencialmente porque as outras pessoas em sua vida se acostumaram a pensar que você é um determinado "tipo" de pessoa. Assim, sempre que você tenta quebrar esse molde, está mexendo não só com o seu próprio mundo, mas também com o deles.

E a resistência não vem apenas de outras pessoas; vem também de sua própria mente. Seus pensamentos tanto conscientes quanto subconscientes podem trabalhar contra você para interromper seus sonhos precocemente.

Pode ser uma negativa completa:

"Isso é impossível. Por que se dar ao trabalho de tentar?".

Ou senão algo mais sutil:

"Não seria muito melhor ficar dormindo em vez de adiantar o trabalho no escritório?"

"Aquele joguinho no celular é muito mais divertido do que trabalhar."

Você pode superar essas distrações e objeções, é claro, como discutimos no capítulo anterior. Mas chega um ponto de sua jornada em que você às vezes perde a noção de onde está. Torna-se tão bloqueado pela rotina diária que já se desviou completamente do caminho traçado e se embrenhou no meio da maldita selva, e agora está vagando ao redor sem mapa, sem água e sem pistas.

Está indo na direção certa? Quanto falta até chegar lá? Consegue suportar essa situação por muito tempo? Talvez seja por aqui. Não, espere, talvez seja por lá.

E quando inevitavelmente tropeça ou encontra algum obstáculo, você questiona a própria viagem em si. Talvez seja mesmo hora de voltar.

A esta altura, você já não sabe mais se está na elevação ou na baixada, a distância que falta ou a distância que já percorreu. Só uma coisa o mantém firme na caminhada.

Essa coisa é a persistência. O embalo para se manter indo em frente, em frente, em frente, não importa o que aconteça.

Não importa se "estamos com vontade", não importa se estamos dominados por dúvidas e preocupações.

O negócio é o seguinte: a verdadeira persistência aparece quando a única coisa que resta a você é a persistência.

Quando tudo parece estar perdido e todas as esperanças e as evidências de sucesso há muito desapareceram, a persistência é o combustível que conduz você adiante.

SERÁ VERDADE APENAS SE VOCÊ CONCORDAR

Os mais bem-sucedidos entre nós chegaram onde estão hoje porque transcenderam os obstáculos.

Mas falar é fácil. Uma coisa é dizer "nunca desista" (eu abomino esses malditos slogans de adesivos de para-choque), outra bem diferente é realmente colocar a persistência entre as principais causas nobres de sua vida.

Vai analisar, não é o mundo que impede você de ter sucesso; afinal de contas, você não tem lá tanta importância assim. O universo não está conspirando nem a favor nem contra você. E a única coisa que está bloqueando você é comprar a ideia de que existe um bloqueio. Daí, meu amigo, você realmente *fica* bloqueado. Enquanto isso não acontece, é hora de a onça beber água. É hora do vamos ver.

> **"A marca de uma mente educada é ser capaz de refletir sobre um pensamento sem aceitá-lo."**
> **- Aristóteles**

Pense em todas as coisas que têm sido realizadas na história da humanidade que eram consideradas "impossíveis". Se você dissesse a alguém de 1850 que conseguiria voar da Califórnia até a China num tubo de metal oco lotado com centenas de pessoas, seriam grandes as chances de ser enviado ao hospício local pelo resto de seus dias.

Mas os irmãos Wright não aceitaram que era impossível voar. Simplesmente não aceitaram esse pensamento – mesmo que não houvesse nenhuma evidência histórica para provar que *era* possível o ser humano voar.

Embora não tivessem nenhuma prova física e isso nunca tivesse sido feito antes, eles estavam determinados a fazer acontecer e foram persistentes em sua busca.

Agora compare isso com seus próprios problemas. Se você for como a maioria das pessoas, seus objetivos não são nem de longe tão ambiciosos quanto inventar o primeiro avião.

Provavelmente você só quer ganhar mais grana, enfrentar seus medos, encontrar sua alma gêmea, perder peso ou dar um salto para uma vida melhor – coisas que já foram feitas milhões de vezes antes, e serão feitas novamente no futuro, por gente tão capaz quanto você.

"Às vezes, você precisa apenas ser persistente, declarar sua vontade e correr atrás do que você quer."

Esses objetivos SÃO possíveis. Mas não se deixe enganar pelo besteirol de autoajuda que fica dizendo: "Você merece!". Não é bem assim. Ninguém merece ou deixa de merecer. Esse papinho vai deixar você esperando e esperando até, enfim, tornar-se uma vítima completa de sua própria vida. Às vezes, você precisa apenas ser persistente, declarar sua vontade e correr atrás do que você quer. Precisa literalmente *fazer* isso acontecer.

Por isso, quando alguém olha para você e diz: "Você nunca vai ganhar 1 milhão de dólares", ou se o seu cérebro está lhe dizendo: "É impossível que eu perca 50 kg", você tem duas opções. Pode sucumbir à ideia de que não sabe o que está fazendo, que não dispõe dos recursos, que não tem as qualidades necessárias ou que você e sua vida primeiro precisam ser consertados para só então você conseguir fazer essas coisas. E em seguida pode desistir.

A outra opção é discordar. Recusar-se peremptoriamente a aceitar essa ideia e, em vez disso, almejar a sua grandeza. Pode dizer: "Você está enganado, e vou provar isso".

O impossível só se torna possível no momento em que você acredita que é.

"Realizaríamos mais coisas se não as considerássemos impossíveis."
- Vince Lombardi

E olha só que coisa doida: você jamais consegue provar o que é possível ou impossível.

Você pode se arriscar mil vezes para conseguir algo e fracassar ridiculamente em todas as tentativas, mas ser bem-sucedido na 1.001ª tentativa.

A verdade é que nunca sabemos. Nunca dispomos realmente de todos os fatos. Como seres humanos, só entendemos ainda uma minúscula fração de nossas próprias mentes, que dirá do mundo, dos oceanos, do espaço sideral ou da tecnologia. Se uma pessoa disser a você que tem todas as respostas, não engula essa babaquice e diga: "Então prove". A verdade é que ela está boiando como você, como todo mundo. Respostas? Dá um tempo, vai!

Então se não podemos nem dizer ao certo que é impossível colocar o ser humano em Marte, como uma pessoa pode saber do que somos realmente capazes no dia a dia de nossas vidas?

Ela não pode. A única questão é se você concorda com isso, sobre se pode fazer ou não pode fazer. Uma opinião só se torna verdadeira quando você a aceita e a deixa bloquear o seu potencial. Minha própria vida é um exemplo do que é possível quando você vive a vida para além de suas próprias convicções e das opiniões dos outros. Eu era um medíocre aluno de Ensino Médio, mas percorri o mundo e me tornei coach de milhares e milhares de pessoas. Já orientei médicos, advogados, políticos, atores, celebridades, atletas, diretores executivos – que diabo, eu já orientei até padres católicos na Irlanda e monges budistas na Tailândia!

Lá fora, há uma vida mágica e maravilhosa, esperando por você no desconhecido. Não será um mar de flores, mas você pode alcançar uma realidade muito diferente desta em que hoje você desperdiça o seu tempo.

ABRINDO A TRILHA DA PERSISTÊNCIA

Para ver em ação essa ideia de persistência, vamos analisar uma grandiosa história de sucesso de uma personalidade que provavelmente já ouvimos falar: Arnold Schwarzenegger.

Arnold nasceu em uma família relativamente pobre numa cidadezinha na Áustria, dois anos após o fim da Segunda Guerra Mundial.

Apesar disso, o jovem Arnold sonhava em ir para os Estados Unidos da América e se tornar um ator de cinema. O que você acha que os pais dele pensavam desse sonho? O que você acha que os colegas austríacos comentavam com ele sobre suas ambições ou cochichavam pelas costas?

Lembre-se de que não estamos falando de hoje, onde temos televisão, internet e smartphones e qualquer pessoa com uma conexão wireless pode se tornar uma celebridade. Naquela época, a maioria das famílias nem tinha TV.

A "América" era um conceito nebuloso e fantástico para Arnold e os seus conterrâneos – um lugar que eles só tinham visto em fotografias ou filmes.

Dá quase para garantir que todo mundo que ele conhecia pensava que não havia chance alguma de, um dia, ele realizar seu sonho. Se tivesse aceitado isso em qualquer momento, essas palavras se tornariam realidade.

Se tivesse concordado que ele não se tornaria um fisiculturista famoso no mundo inteiro, isso seria realidade. Se tivesse concordado que não podia se mudar para os EUA, ele não teria se mudado. Se tivesse aceitado que nunca entraria na indústria dos filmes ou nunca se tornaria um astro do cinema ou não poderia tornar-se governador, ele teria desistido.

Mas ele nunca concordou com o que o mundo ou as outras pessoas lhe diziam sobre o que era e não era possível.

Ele foi persistente. Passou horas malhando todos os dias, modelando o corpo. Praticou suas poses de fisiculturismo. Leu livros. Aprendeu a cuidar dos negócios. Fez testes para papéis no cinema.

Persistentemente. Desistir ou mudar de planos simplesmente não era uma opção.

E se você observar a trajetória dele, pode aprender algo valioso sobre a persistência: às vezes, é tudo que você tem.

Antes de Arnold, nenhum austríaco tinha migrado aos EUA para se tornar fisiculturista e um cobiçado astro de filmes de ação, que dirá ser eleito governador da Califórnia. Você pode ter certeza de que ele passou boa parte de sua vida e carreira sem saber onde estava indo. Não existe placa nenhuma na estrada quando você está atravessando território desconhecido. Tudo é descoberta e exploração. Você está abrindo uma trilha, não seguindo uma.

Quando você se encontra nessa situação, tudo o que pode fazer é se concentrar e ir resolvendo o que surge logo à sua frente. Você apenas põe um pé à frente do outro, lidando com as coisas à medida que se apresentam.

Até mesmo Arnold, que tinha uma visão grande, grandiosa, em última análise a alcançou dando um passo de cada vez.

Foi à academia e começou a trabalhar os bíceps. Concentrou-se em cada movimento, em cada erguer e baixar de halteres, série após série, sentindo os músculos flexionando, arrebentando e crescendo.

Depois de moldar os bíceps, passou para os ombros. As costas. Os glúteos. Os quadríceps. E as panturrilhas.

Dedicava atenção máxima a cada grupo muscular. E depois exercitava outro, momento a momento.

Após trabalhar cada músculo, cada linha corporal, até a exaustão, ele ia para casa. Mas lá estava ele no dia seguinte, fazendo tudo de novo. Persistentemente.

Quer exemplos mais recentes? Observe pessoas como Malala Yousafzai, que defende os direitos de crianças e mulheres no Afeganistão, ou Michael Phelps e seu recorde de conquistas atléticas, ou Jessica Cox, que nasceu sem braços e hoje pilota linhas aéreas comerciais.

Está visualizando o panorama aqui?

A chave para se tornar persistente é focalizar o problema à sua frente. Dê atenção total a ele. Torne-se alguém que avança mesmo quando tudo parece perdido. A resposta está sempre lá fora; tudo o que você precisa fazer é encontrá-la.

E aí pode avançar ao próximo obstáculo. E dar a esse obstáculo toda a sua atenção até superá-lo. Depois, ao próximo e ao próximo e ao próximo.

Fazendo isso, você nunca precisa ficar se perguntando para onde está indo. Não fica preocupado sobre quantas milhas faltam percorrer. Você se torna alguém que ama os obstáculos em vez de evitá-los, pois obstáculos são suas chaves para o sucesso e crescimento. Apenas dá um passo de cada vez.

E se topar com algo que estiver bloqueando seu caminho, você dá um jeito de superar ou contornar isso. E segue a caminhada.

A persistência não significa atirar-se de cabeça na luta, balançando o corpo e desferindo socos no ar. É uma ação focada, determinada. E repetida, repetida, repetida.

Não se trata de arremessar o punho fechado contra a parede de tijolos até esfolar os dedos e verter sangue. E sim de aplicar o martelo e o formão para devagar e metodicamente entalhar, pedaço por pedaço, até enfim abrir uma brecha.

E a brecha vai se ampliando. E se ampliando. E antes que você perceba, você é como Alice atravessando o espelho e entrando num mundo novo.

VOCÊ É PERSISTENTE

Mas, que droga. Quando você não tem certeza se está no caminho certo, quando já foi nocauteado várias vezes, é natural ficar se sentindo desanimado, até mesmo derrotado. Desistir é que não é legal.

Porque você sempre pode se apoiar na persistência. Quando já não tem mais nada, você tem a persistência.

Em vez de se preocupar sobre se deve continuar ou voltar, prossiga persistentemente. A persistência tem uma só direção: adiante e sempre. Ela só nos dá uma opção: a de não perder o embalo.

Nada de jogar a toalha. Nada de desistir. Nada de mudar de planos.

Persistente é o fisiculturista que fica na academia várias horas por dia, todos os dias. Persistente é o empresário promissor que foi ridicularizado ou rejeitado por sua ideia completamente original, mas que assim mesmo continua tentando vendê-la. Persistente é a mãe acima do peso, que tem a sensação de que nunca vai chegar lá. Persistente é a recém-formada na faculdade, na parte inferior da escada corporativa, com um salário que mal dá para pagar o aluguel e mesmo assim fica no escritório mais tempo que os outros só para aprender o máximo que ela pode. Persistente é você.

Todo mundo que já frequentou uma academia de ginástica sabe que os resultados não são imediatos. Trinta minutos na esteira não mudam a sua aparência num estalar de dedos.

Mas isso não significa que as coisas que você está fazendo não estejam funcionando. Você está progredindo. A cada exercício, a cada passo, a cada movimento, a cada ação, você melhora um pouco, se aproxima um pouco do objetivo.

Até que um dia você se olha no espelho e pensa: *Uau*.

O mesmo acontece em seus negócios ou sua saúde, ou sua carreira ou seus relacionamentos. Acontece inclusive quando você não enxerga nada acontecendo. E você progride inclusive quando não acerta em cheio.

Até que um belo dia você se depara com seu saldo bancário, seu novo emprego, seus filhos, sua casa nova e pensa: *Uau*!

É por isso que você precisa seguir em frente.

Persistentemente.

Pois quando você está perdido na floresta, não sabe se está a três dias da civilização ou a 30 minutos. Tudo o que está a seu alcance é caminhar. A única saída é ir em frente.

Aprume-se, endireite a coluna e repita comigo: "Sou persistente".

8 "NÃO ESPERO NADA E ACEITO TUDO."

*"Pare de
fazer toda
aquela merda que
você sabe que não
deveria estar
fazendo e
comece a fazer
toda a merda que
você sabe que
deveria
estar fazendo."*

CAPÍTULO 8

Em primeiro lugar, não se deixe enganar pelo título deste capítulo. Nas páginas seguintes, você tem algo realmente incrível a descobrir.

Imagine o seguinte cenário:

Você sempre sonhou em começar seu próprio negócio... em ser seu próprio chefe, controlar sua própria agenda e realmente construir algo que inspire orgulho, algo que seja apontado como uma grande realização em sua vida.

Com uma combinação de trabalho árduo, determinação e sólido planejamento, você conseguiu organizar a sua vida de tal forma que o seu sonho agora pode se tornar realidade.

Você já teve uma brilhante ideia para um negócio novo, contratou uma empresa que criou o logotipo e a marca, e tudo ficou uma beleza. Agora é hora de começar a trabalhar. É aqui onde começa a diversão...

Precisará de uma loja, é claro. E essa é a primeira tarefa que você enfrenta. Passa a semana inteira percorrendo a cidade, explorando locais e negociando com corretores de imóveis.

Não é fácil, mas enfim você encontra um local que acha excelente, por um preço excelente. Na realidade, você estava de olho em outro lugar, mas ultrapassava um pouco o orçamento.

Existem outras coisinhas a serem resolvidas, como seguro da propriedade, alvará e toda a parte fiscal. Mesmo que você ainda não tenha ganho um dólar sequer, já precisou contratar um contador para ajudar com aquela complicada papelada tributária.

Ah, bem, enfim o projeto anda. Sua loja vai precisar de mobília e outros equipamentos necessários, então faz uma pesquisa de preços e decide isso. Menos uma coisa da *checklist*.

Obviamente você vai precisar de alguém para trabalhar lá, também. Hora de contratar alguns funcionários. Campo de seleção conferido.

Tudo está indo muito bem até que... BUUM! Melou aquele acordo pelo qual você perseverou e lutou para garantir o produto exclusivo que planejava vender e agora você tem que procurar alternativas. MAS QUE BOSTA! Com o coração apertado e a respiração ofegante, você busca freneticamente atacadistas, importadores, fabricantes – alguém que possa ajudar – e começa a pedir cotações.

O único problema é: os novos preços que estão cotando ultrapassam, e muito, o seu modelo de preços. Como fazer isso funcionar? Incansavelmente, você continua pesquisando, mas zeros após zeros após zeros continuam aparecendo. Logo, logo, isso vai se tornar um desastre!

Você já investiu enormes quantidades de tempo e de recursos para isso e se depara com um grande e rotundo bloqueio na estrada. Agora está percebendo que deveria ter previsto isso. Este é o mundo dos negócios; as coisas estão fadadas a dar errado. A cascata de dúvidas e hesitações lava o seu cérebro com um ciclo de lavagem pesada de realidade.

"Droga, isso estava indo muito bem para ser verdade; eu *sabia* que algo assim iria acontecer!"

Esse sentimento vai aumentando e crescendo até soterrar você. Criar um negócio significa arriscar tudo o que você já conquistou antes. Será que vale mesmo a pena? Minha nossa, você tem contas a pagar!

Pensando *bem*, você passa mais tempo trabalhando neste projeto do que em seu último emprego. MUITO mais. Quer dizer, puxa vida, é dia e noite sem conseguir tomar fôlego. Você tem menos controle sobre o seu tempo do que tinha antes. Cada pensamento, cada minuto e cada dinheiro seu têm sido investidos nesse troço. Por que cargas d'água você pensou que era melhor trabalhar por conta própria?

Poderia dormir sem essa, não é mesmo? Talvez a coisa toda tenha sido um equívoco. Você está começando a sentir-se um pouco mais sombrio e mais deprimido enquanto começa a enfrentar a nauseante possibilidade de perder todo aquele investimento e acabar tendo de rastejar a seu antigo patrão e implorar se pode retornar ao seu antigo emprego.

IRRÁÁ!

Calma! Antes de nos precipitarmos, vamos dar um passo atrás.

ESPERANDO O ESPERADO

O que realmente está acontecendo aqui?

É simples. Você, como todos os outros, sente nos ombros o peso da expectativa.

Não estou falando das expectativas corriqueiras de que você está ciente. Também não é como se estivéssemos literalmente dizendo a nós mesmos: "Espero isto" ou "Espero aquilo" de forma consciente. É algo que está acontecendo logo abaixo da superfície, algo que só é notado se a pessoa olhar com atenção.

Estou falando sobre as expectativas horríveis, destrutivas, ocultas e traiçoeiras que habitam os bastidores e os porões do palco de seu grande sucesso na Broadway. Expectativas que você nem sabia que tinha até elas surgirem do nada para deixar você ofuscado e sem ar nos pulmões.

Quando você e eu assumimos um projeto de mudança de vida, nos preparamos para isso com base no que já sabemos. Isso inclui itens da nossa própria experiência, o que lemos, ouvimos e imaginamos. Começamos a visualizar tudo em nossas mentes. Pesquisamos, pedimos a opinião dos outros e processamos um monte de informações. Começamos a formar uma ideia sobre a aparência do negócio e de como vamos chegar lá. Essa imagem em nossa cabeça torna-se o modelo a partir do qual trabalhamos e planejamos.

O que *não* enxergamos é que também estamos preparando um universo de expectativas ocultas – as rachaduras e fendas escondidas nos alicerces de nossos melhores planos, capazes de aniquilar uma ideia potencial antes de tudo realmente engrenar. Em nosso exemplo sobre negócios, nosso aspirante a empresário "não esperava" perder o seu acordo pelo produto e, embora perder o tal acordo já fosse ruim o suficiente, a interrupção de sua expectativa foi na verdade o maior golpe contra as aspirações dele.

Como descobrir se você tem expectativas ocultas em sua vida? Se você tiver aspectos em sua vida em que experimenta decepção, ressentimento, remorso, opressão, raiva, letargia, essencialmente em qualquer lugar em que se sentir desanimado ou tiver alguma perda de seu pessoal ou qualquer outra emoção supressiva, você nutre essas expectativas. Qualquer lugar onde você simplesmente não seja *você mesmo*, se olhar para esses lugares por tempo suficiente, verá que a realidade desse aspecto de sua vida está um pouco aquém do cenário que você tinha previsto em sua mente. Se você anda decepcionado com seu casamento, perceberá que existe um abismo entre suas expectativas sobre como o casamento "deveria" ser e como de fato ele é. Para outras pessoas, pode ser uma questão de finanças, perda de peso, novo emprego, etc.

Sua impotência está diretamente correlacionada com o abismo entre suas expectativas ocultas e sua realidade. Quanto maior o abismo, pior será a sua sensação.

Li em algum lugar que a principal causa da decepção no casamento é uma expectativa *insatisfeita*.

Acho que é mais profundo que isso, bem mais profundo. Afirmo que o problema é a expectativa em si. Defendo que as decepções espalhadas ao longo de toda a sua vida são produtos de milhares de expectativas tácitas ou não reconhecidas que lançam uma gigantesca sombra em toda a sua experiência de vida. Isso tudo gera um imenso estresse quando você está tentando fazer a vida se adaptar às suas expectativas e uma grande decepção quando a vida não corresponde a essas expectativas.

E tem mais uma coisa que elas fazem: realmente atravancam nossas vidas *verdadeiras*, nossos problemas e questões reais que exigem atenção. Elas são como miragens que nos desviam de nosso poder genuíno e enuviam nossa capacidade de tomar medidas decisivas e significativas. Em suma, você acaba moldando suas expectativas e alinhando sua vida com *elas* em vez de agir e tomar as medidas que impactariam a sua situação de modo positivo. Esse "desvio" afasta todas as suas forças daquilo que realmente vai fazê-lo melhorar sua vida ou atingir seu objetivo, e o leva a um caminho de tempo desperdiçado, sem forças e sem resultados.

EVITE EXPECTATIVAS DESNECESSÁRIAS

Agora que já escancaramos nossos problemas com as expectativas, você vai começar a perceber uma coisa. É o seguinte: muitas das dificuldades e complicações em sua vida resultam diretamente das expectativas que você tem ou teve.

Estamos usando o exemplo de um plano de negócios que deu errado, mas, em sua própria vida, relacionamentos fracassados, insatisfação com o trabalho e dietas abandonadas podem ser comparadas diretamente com as expectativas. Quantas vezes você disse a mesmo: "Não foi bem isso que eu havia imaginado"?

E o que dizer sobre a última vez em que você ficou zangado com alguém? Consegue lembrar-se como foi?

Tire um tempinho para examinar a situação, e logo vai perceber que sua raiva foi um produto das expectativas. O abismo entre como as coisas são e como deveriam ter sido. Você acalenta a silenciosa expectativa de que as pessoas em sua vida vão ser agradáveis; espera que elas digam a verdade e cumpram os acordos que fizer com elas. Expectativas, expectativas e mais expectativas. E quando as pessoas não correspondem às expectativas? Ah, jovem!

"Tudo isso é muito bonito, Sr. Escocês, mas como diabos eu descubro as *minhas* expectativas ocultas?"

Fácil. Escolha uma área de sua vida em que as coisas poderiam estar melhor, quem sabe um aspecto de sua vida que hoje é uma porcaria. Pegue caneta e papel e escreva como as coisas "deveriam" ter acontecido nessa área. O que você tinha planejado?

Como que isso deveria ter sido? Talvez você precise usar a imaginação e o senso de deslumbramento para visualizar como o futuro aparentava ser naquela época. Visualize a esperança e positividade daquela área e seu suposto destino. Descreva-as com o máximo de detalhes que conseguir se lembrar.

Em seguida, num outro papel, descreva a aparência *real* dessa área. De novo, faça uma descrição minuciosa, não apenas: "É uma droga". Entre em detalhes sobre por que as coisas chegaram a esse ponto e quais as coisas que você é obrigado a enfrentar hoje.

Como se sente agora que esse aspecto de sua vida não satisfez às suas expectativas?

Agora, compare lado a lado os dois pedaços de papel. A sua dor, angústia e decepção (seja lá qual for o sentimento) são maiores nas áreas em que o abismo for mais amplo entre o que você esperava e o que realmente tem. Aí que estão suas expectativas ocultas. Trabalhe nisso até descobrir plenamente as expectativas que você tinha definido sem dar por isso.

Certo, agora olhe de novo. O modo como você se sente em relação a isso faz alguma diferença? Melhora a sua realidade? Resolve o seu problema? Claro que não! Isso não faz a mínima diferença positiva! Aliás, só PIORA as coisas!

Seus problemas não atrapalham você, suas expectativas ocultas, sim!

O ponto onde quero chegar é que a "expectativa" de como a vida deveria ser não melhora as coisas para você. Na realidade, você fica mais abalado pela frustração das suas expectativas do que pela situação em si. E esse é problema com as expectativas, elas exacerbam desproporcionalmente as coisas e diluem suas forças para lidar com os problemas de forma eficaz e poderosa. Olha só, não estou dizendo algo radicalmente novo aqui. A ideia de "abrir mão" das expectativas circula há milhares de anos, embora em nossa cultura (ocidental) seja uma prática adotada por raríssimas pessoas.

Eis a dica do coach – PARE COM ISTO! Abra mão dessas expectativas AGORA!

Entre em acordo com a imprevisibilidade da vida. Envolva-se com as circunstâncias como elas realmente são. Isso é muito mais poderoso do que mergulhar em sua recusa para abrir mão de expectativas desnecessárias ou improdutivas.

O mundo gira ao redor de mudanças. Nascimento e morte, crescimento e destruição, ascensão e queda, verão e inverno. Nada é igual de um dia para outro, não importa o quão semelhante possa parecer.

"Nenhum homem jamais pisa no mesmo rio duas vezes..."
- Heráclito

Nossas mentes adorariam prever e planejar tudo o que vai acontecer. Mas isso é simplesmente impossível. E essas expectativas exercem não só um efeito negativo sobre o nosso estado emocional, elas na verdade nos tornam menos poderosos do que realmente poderíamos ser.

Em vez de constantemente criar expectativas, é muito mais eficaz apenas aceitar as coisas como elas se apresentam, viver o momento presente (e, por acaso, existe outro momento em que você possa viver?) e solucionar problemas e questões à medida que forem surgindo.

Não é que eu seja contra planejamento (pode apostar que não), mas se agarrar inflexivelmente ao plano (e a todas as expectativas nele embutidas) é como cair de um barco a remo e continuar remando, mesmo sem os remos e sem o barco. Seus planos (e imagens) de como isso deveria ter sido já perderam a relevância, mas você ainda luta para conciliar a lacuna entre suas expectativas e a realidade.

Às vezes, a vida pode ser assim. Em certas ocasiões, você tem que notar que o jogo mudou (às vezes, drasticamente) e dar meia-volta. Lide com sua realidade.

Acorde, você está na água. Porra, pare de se debater e nade até a praia!

A VIDA ESTÁ MAIS PARA DANÇA DO QUE PARA MARCHA

Nossas mentes têm tudo que é tipo de processos de pensamento automático, e muitos deles nós nem sabemos que estão acontecendo. Criar expectativas é apenas um desses processos, mas um dos mais importantes. Eis a verdade nua e crua sobre como funciona o nosso cérebro.

Todos nós gostamos de acreditar em uma coisa chamada "livre-arbítrio". É um desses conceitos que realmente revela quem somos como seres humanos. Quero dizer, sejamos honestos, se não tivermos livre-arbítrio, o que diabos vamos ter?

Cultivamos a ideia de que podemos escolher livremente o que fazer e quando fazer. Queremos sentir que podemos controlar e moldar nosso próprio destino.

Mas quando as nossas mentes são governadas por esses processos de pensamento automático, será que realmente temos livre-arbítrio? Muitos argumentariam que não. Escute, vou contar a você uma verdade sobre o seu livre-arbítrio – pare de fazer toda aquela merda que você sabe que não deveria estar fazendo e comece a fazer toda a merda que você sabe que deveria estar fazendo. Toda ela.

Agora essa coisa de livre-arbítrio já não parece tão fácil assim, não é?

> "Nenhum homem é livre se não é mestre de si mesmo."
> - Epiteto

Afinal de contas, como já falamos ao longo deste livro, mesmo quando você sente que está tomando uma decisão consciente, um conjunto de processos de pensamentos inconscientes está dirigindo essa escolha. Coisas que você nem sequer enxerga ou reconhece.

As pessoas são muito mais irracionais e ilógicas do que imaginamos. Em muitos casos, o nosso subconsciente é o mestre dos fantoches que realmente puxa as cordas.

Felizmente, você pode recuperar sua liberdade de escolha. E é entendendo como sua mente funciona, vendo o que está causando o problema e sendo capaz de usar essa informação para cognitivamente escolher outra coisa. Tornando consciente o que agora é inconsciente.

As expectativas são apenas uma dessas coisas.

QUANDO A VIDA É ADEQUADA

"Não espero nada e aceito tudo." Esta é sua última afirmação pessoal.

Deixe-me fazer um esclarecimento sobre esta asserção. Não se trata de submeter-se frágil e docilmente à vida. Ao contrário. Esta é a afirmação de um magistral celebrador do sucesso, alguém que não se deixa dominar por ninguém ou nada.

Quando você não nutre expectativas, está vivendo o momento. Não está se preocupando com o futuro nem rejeitando o passado. Está simplesmente abraçando sua situação como ela se apresenta. Quando aceita tudo, isso não significa que você está feliz com a situação ou concorda com ela, mas apenas que a possui e está se encarregando de resolvê-la. Lembre-se de que você sempre pode mudar alguma coisa quando consegue tomar posse e assumir a responsabilidade por ela. Às vezes, é a forma mais eficaz de resolver suas "coisas". Aproprie-se delas!

> **"Não queira que os fatos aconteçam de acordo com a sua vontade, mas sim queira que eles aconteçam como realmente acontecem, e tudo vai ficar bem com você."**
> **- Epiteto**

Na próxima vez que você se flagrar frustrado por suas expectativas, desvie as coisas a um rumo diferente. Em vez de se descabelar porque as coisas não saíram como você queria ou não ocorreram de acordo com suas expectativas, apenas aceite-as como elas são. Nesse instante você se liberta para lidar com elas.

"Isso é adequado." Quando você está com dificuldades em seu novo emprego, dê um passo para trás e perceba o quanto isso é realmente adequado. Claro que um novo emprego exige um esforço para ir se acostumando com as tarefas que você está executando e com os colegas de trabalho. Portanto, é perfeitamente adequado cometer alguns erros ou andar com cuidado enquanto tenta conhecer seus novos colegas. As expectativas se dissolvem ali mesmo, imediatamente.

Se a sua relação estiver patinando, mude sua perspectiva e analise o panorama. Quais são suas expectativas?

Muita gente nutre a expectativa de que os parceiros ajam de um certo modo, consistentemente, ou que prevejam nossas necessidades e saibam exatamente o que estamos sentindo, num passe de mágica. Mas seu parceiro (ou sua parceira), como você, é um ser humano imperfeito com seu próprio conjunto de emoções e pensamentos complicados. Por isso, às vezes, é normal que seu parceiro esteja absorto ou um pouco rude com você após um dia ruim.

Muitas vezes, esperamos que as outras pessoas vão nos tratar exatamente como as tratamos. Se fazemos um favor a elas, esperamos que o mesmo favor seja retribuído. Torna-se uma "dívida" implícita e um pouco medíocre. Quando fazemos uma massagem nos pés do cônjuge, esperamos que a massagem seja retribuída, direta ou indiretamente. O peso e a complexidade dessas expectativas crescem lado a lado num relacionamento íntimo ou romântico.

Você nem vai acreditar o quanto suas interações com outras pessoas vão melhorar no momento em que abrir mão de criar expectativas, no instante em que aprender a aceitar as coisas como elas acontecem.

Claro, isso não significa ter que suportar relacionamentos de merda ou abusivos. Uma pessoa sozinha já é uma coisa bastante imprevisível. Duas, então, nem se fala.

A coisa fica mais imprevisível ainda. Se você está num relacionamento desse tipo, é hora de invocar a analogia do barco. Pare de remar, o jogo mudou, mude os planos. Seus parceiros, amigos e familiares têm seus próprios desejos, percepções e sentimentos. Enquanto você está pensando numa coisa, é bem provável que elas estejam pensando em algo completamente diferente. Aquilo que irritou você talvez nem tenha sido registrado no radar alheio. Elas podem estar ignorando completamente o que está acontecendo com você.

Em vez de silenciosamente criar uma expectativa e sentir-se desprezado quando isso não acontece, abra mão dessa expectativa. Se quiser alguma coisa, que tal solicitar por isso sem nenhuma expectativa? E quando fizer algo positivo ou generoso, faça-o porque você quer genuinamente, em vez de adicionar o peso extra de suas expectativas de reciprocidade.

Esse joguinho de cobranças só pode ser fonte de mágoa para ambos.

Se algo sério estiver constantemente desafiando o relacionamento, questione sua cara-metade sobre isso. Não espere que ela perceba como você se sente. Também não espere que ela consiga mudar como você se sente. Ela não consegue. Só você consegue fazer isso.

As pessoas sempre vão mentir, roubar, trair e tudo o que se possa imaginar. Viver na expectativa de que as pessoas não vão fazer isso e depois ter um chilique quando elas acabam fazendo é simplesmente estar desconectado com a realidade. Lembre-se de que, nesses casos, você sempre acaba pior do que elas! Muito pior!

Você acaba se agarrando a ressentimentos, remorsos, raivas ou frustrações. Não se esqueça: elas não estão fazendo isso com você, é o contrário. Você que está fazendo isso consigo mesmo! Tente aceitar as coisas como elas são. Não significa que você as aprova ou que definitivamente não vai mudá-las. Tem a ver com se tornar mestre de seus pensamentos e de seu estado emocional. Tem a ver com aquietar a mente e permitir-se agir com poder nas situações de sua vida, em vez de sucumbir a suas frustrações internas e externas.

ESPERANDO NADA, ACEITANDO TUDO

Em hipótese alguma isso significa que você não possa fazer planos, muito menos estou aconselhando você a passar pela vida à toa, sem rumo nem objetivos.

Mas, ao fazer um plano, qual a vantagem de estar engessado por expectativas inerentes a ele? Nenhuma vantagem. Quando se liberta de suas expectativas, está "dançando" com a vida. Basta executar o plano e lidar com o que acontece.

Se tiver sucesso, você pode comemorar. Se fracassar, pode recalibrar.

Não *crie expectativas* de vitória ou derrota. Planeje a vitória, aprenda com a derrota. A expectativa de que as pessoas vão amar ou respeitar você também é um exercício inútil. Sinta-se livre para amá-las como elas são e ser amado do jeito que elas amam você. Liberte-se do fardo e do melodrama das expectativas. O que tiver de ser, será.

Ame a vida que você tem, não a que esperava ter.

"Não espero nada e aceito tudo." Esta simples afirmação pessoal faz você sair de sua cabeça e entrar poderosamente em sua vida, para fora de seus pensamentos e para dentro de sua realidade. Problemas, barreiras, desentendimentos e decepções fazem parte da vida de cada ser humano.

*"Fique fora
desse pântano de
mediocridade e
drama,
alcance seu ego
mais grandioso,
seu potencial
mais grandioso e
desafie-se a
viver assim
todos os dias
de sua vida."*

A sua missão é não se atolar nesse barro, é ficar fora desse pântano de mediocridade e drama, é alcançar seu ego mais grandioso, seu potencial mais grandioso e desafiar-se a viver assim todos os dias de sua vida.

Sua vida, seu sucesso e sua felicidade estão realmente em suas próprias mãos. O poder de mudar, o poder de abrir mão, de ser aventureiro e de abraçar seu potencial: tudo isso está a seu alcance. Lembre-se de que ninguém pode salvá-lo, ninguém pode mudar você, tudo isso é responsabilidade sua. E qual a melhor hora para abraçar essa mudança do que agora?

9 E AGORA?

"SIMPLES ASSIM: para melhorar seu mundo interno, você precisa começar a agir no mundo externo. Saia de sua cabeça e entre na sua vida."

CAPÍTULO 9

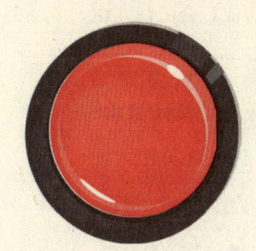

Dei a você sete afirmações pessoais.

"Estou disposto."
"Sou programado para vencer."
"Eu cuido disso."
"Eu abraço a incerteza."
"Não sou meus pensamentos; sou o que eu faço."
"Sou persistente."
"Não espero nada e aceito tudo."

São harmonias de um só tema. Talvez você não consiga percebê-lo de imediato, mas está aí.

Se você quiser que sua vida seja diferente, tem que fazer acontecer. Todos os pensamentos ou meditações ou planos ou medicamentos antiansiedade do mundo não vão melhorar a sua vida se você não estiver disposto a sair, entrar em ação e fazer mudanças. Você não pode ficar esperando o humor certo chegar para que a vida aconteça do jeito que você sonha. Muito menos pode depender apenas do pensamento positivo para melhorar as coisas. Você tem que sair e *fazer*.

Uma das coisas irônicas sobre desenvolver a nossa mente e a nossa mentalidade é que isso pode efetivamente nos impedir de atuar sobre as coisas que precisamos atuar de verdade. Você pode se tornar um escravo do desenvolvimento pessoal. Saber toneladas de coisas bonitas, mas que fizeram pouca ou nenhuma diferença para a trajetória de sua vida.

Pensamos: "Tão logo eu consiga me livrar de minhas preocupações ou desconfortos, vou começar a namorar de novo". Ou: "Quando eu encontrar a causa de minha procrastinação, ou quando eu encontrar algo para me motivar, vou me sentir completamente livre e feliz". O desejo de trabalhar em nossa "procrastinação" só nos deixa preso ao ciclo de procrastinar/não procrastinar e nos impede ainda mais de progredirmos em nossas vidas reais.

Ficamos esperando aquele momento ou experiência quando tudo em nossa mente esteja simplesmente perfeito. Nossos pensamentos estejam nítidos, nossas emoções sejam positivas e nossas ansiedades ou preocupações tenham desaparecido completamente.

Quando nos *sentimos* "desligados", nossas vidas também se desligam. Isto mesmo: você está esperando um sentimento.

A vida não funciona assim. Não existe humor perfeito. E enquanto você está esperando o seu humor melhorar e milagrosamente tornar sua vida melhor, *ops*, adivinha o que acontece? A sua vida não está melhorando nem um pouquinho! Nenhuma de nossas afirmações vai facilitar sua vida. Mas que inferno! Por um tempo, é bem provável que tornem a sua vida ainda mais difícil! Também não é suficiente apenas internalizá-las. Você precisa *agir* com base nelas.

Simples assim: para melhorar seu mundo interno, você precisa começar a agir no mundo externo. Saia de sua mente e entre na sua vida.

"Se eu aceitar a morte em minha vida, reconhecê-la e enfrentá-la diretamente, vou me libertar da ansiedade da morte e da mesquinhez da vida – e só então estarei livre para me tornar eu mesmo."
- Martin Heidegger

VOCÊ VAI MORRER

Um dia, você vai morrer. Vai parar de respirar, ficar imóvel e deixar de existir. Vai sair deste plano físico. Pode ser amanhã, pode ser daqui a vinte anos, mas vai acontecer.

Somos todos mortais. Não tem como escapar disso. Você pode sentir desconforto ao ler estas palavras ou resistir à ideia de sua morte, mas se você está atrás da verdade, esta é justamente a única verdade indiscutível. Você vai morrer.

Imagine que você está em seu leito de morte. Nas proximidades, escuta o bip... bip... bip... do monitor. O seu estado de saúde é crítico, e você tem apenas poucas horas de vida. Sente a sua pulsação e a sua energia se esvaindo.

Deitado ali, você começa a olhar para trás em sua vida. Nunca fez a mudança que desejava. Ficou preso àquele mesmo trabalho, àquele mesmo relacionamento, àquele mesmo corpo com excesso de peso. Até hoje, o dia em que você vai morrer.

Leu livros, mas nunca os aplicou. Planejou dietas, mas nunca as seguiu. Disse a si mesmo o que iria fazer, mentalizou milhares de vezes, mas você nunca realizou. Começou dezenas se não centenas de guinadas para mudar de vida e então deixou tudo esfriar.

Deitado na cama de hospital, os entes queridos se revezando em visitas breves ao longo do dia, o que você sente?

Arrependimento? Remorso? Tristeza? O que você daria se pudesse voltar a este momento – este no qual você está lendo este livro – e fazer as coisas de modo diferente? Se ao menos...

Droga, ACORDE! O arrependimento vai corroer seu corpo, sua mente, seu coração. Será esmagador. Insuportável. Você não sabe ao certo se tem medo da morte ou se a recebe de braços abertos, para acabar logo com este sofrimento.

O negócio é o seguinte: no futuro, você não vai se arrepender do que deixou de conquistar ou da ausência de algo em sua vida. A única coisa de que você vai se arrepender é de não ter tentado. Não ter se esforçado. Não ter perseverado quando as coisas se complicaram.

Nem todos os alpinistas chegam ao topo, às vezes eles voltam, reorganizam as ferramentas e continuam tentando. Simplesmente nunca estão satisfeitos em ficar no sopé da montanha, na companhia de outras pessoas não alpinistas e explicando a interrupção da escalada. Em vez disso, eles empacotam a barraca e seguem adiante, e vão passar por este mundo sabendo que se esforçaram ao máximo. Que atuaram plenamente. Que amaram a escalada.

Você não vai se arrepender por não ter ganho 1 milhão de dólares, mas vai se arrepender por nunca ter começado aquele negócio ou largado daquele emprego ruim. Não vai se arrepender por não ter se casado com uma supermodelo, mas vai se arrepender de ter permanecido naquele relacionamento sem futuro, sabendo que você poderia conseguir algo melhor. Não vai se arrepender de não ter o corpo de um fisiculturista, mas vai se arrepender de ter parado todas as noites no *drive-thru* a caminho de casa e de viver uma mentira.

E isto vai acontecer com você. Você vai morrer. Vai ter que recapitular tudo isso sozinho, na solidão tranquila de sua própria e minguada consciência.

A menos que entre em ação e tome as medidas necessárias para mudar, para construir a vida que você deseja, que faça você se orgulhar.

PARE DE MENTIR PARA SI MESMO

Estamos constantemente mentindo para nós mesmos. Usamos todos os tipos de estratégias para nos convencer de que "não podemos".

Não posso, não posso, não posso. Mas você pode. Tudo isso não passa de uma desculpa esfarrapada. Você promete a si mesmo tudo que é tipo de ações novas, depois as posterga com uma ladainha de razões. Nesse edificante relacionamento consigo mesmo, você é um mentiroso de marca maior!

No mundo inteiro, existe uma pessoa com mais probabilidade de enganar você do que qualquer outra: e essa pessoa é você mesmo!

A única diferença entre você e a pessoa que está vivendo a vida que você quer é que ela está agindo. Ela construiu e está vivendo aquela vida.

Ela não é mais inteligente, mais atenta, mais forte, ou o diabo a quatro. Ela não tem nada que você não tenha. A única diferença é que a pessoa bem-sucedida não fica esperando. Não fica esperando o momento "certo". Não espera a inspiração chegar ou que algum evento cósmico as obrigue a entrar em ação. Ela levanta e faz, e tenta, e fracassa, mesmo antes de sentir-se "preparada". Está pilotando e ao mesmo tempo construindo o avião. Se o avião cair do céu, ela junta os pedaços e tenta novamente.

A sua condição interna não significa nada. É só mais uma de suas desculpas esfarrapadas para evitar as zonas de risco da vida. O problema é que essas zonas de risco SÃO a vida! O resto é apenas existir.

PARE DE CULPAR O SEU PASSADO

Para quem gosta de ficar culpando o passado, pensando que ele o detém, faço um convite para pensar outra vez. Eu convido você a confrontar a ideia de que o que já passou é mais importante do que ainda está para acontecer. Cada um de nós tem o seu passado, e alguns desses passados são horripilantes pra c*****. E DAÍ???!!! Antes de você pular furiosamente no ônibus dos ofendidos, por que diabos você mostra mais paixão pelo seu passado do que pelo seu futuro?

Nós dois sabemos que ninguém pode libertar você a não ser você mesmo. Não sou apenas mais um cara no bar com uma opinião, eu fui coach de pessoas com passados que fariam seus cabelos ficarem em pé. Essa gente evoluiu e hoje tem vidas livres e felizes, e você também pode.

Outras pessoas ficam presas a seus passados, presas a suas infâncias. Por esse e outros motivos afirmamos a nós mesmos que "não podemos". É uma maneira fácil de se esquivar da responsabilidade que você tem por suas circunstâncias atuais.

Mas nada pode impedir você de progredir e ser excelente, se é isso que realmente quer. Não importa o que aconteceu ontem ou há 5 anos ou quando você estava no segundo ano do Ensino Fundamental.

Podemos melhorar o nosso lado interior migrando para o exterior. Igualmente, podemos esquecer nosso passado criando um futuro. Construa algo significativo, algo maior do que qualquer outra coisa que já fez.

Se as perspectivas à sua frente forem tão brilhantes e tão satisfatórias, você não terá tempo para olhar para trás. Seu olhar e sua mente estarão concentrados no caminho adiante.

Isso vai consumir sua atenção. Um futuro grande o suficiente, brilhante o suficiente e sexy o suficiente, um futuro tão repleto de potenciais e possibilidades que a força dele o libertará daquele passado marcante e sofrido.

Talvez você não aprecie tudo o que aconteceu outrora, mas o seu passado ajudou a moldar quem você é hoje, suas qualidades e seus defeitos. É verdade, você tem muitas qualidades, e essas qualidades são suficientes para você alcançar o que almeja. Essa pessoa é plenamente capaz de viver a vida que ela deseja. Nada irá deter você, se você quiser com força suficiente e agir com vontade suficiente.

DOIS PASSOS PARA A LIBERDADE

Se você realmente estiver pronto para mudar sua vida, para agarrar aquela liberdade de que sente falta, precisa fazer duas coisinhas.

Pare de fazer o que você está fazendo atualmente.

Simples, certo? Olhe para as coisas que são fonte de seus problemas, os hábitos que colocaram você na situação em que está.

Se não consegue fazer nada porque está escarrapachado no sofá, compulsivamente assistindo a horas seguidas de Netflix, ou anda sentindo uma atração fatal pelas guloseimas da confeitaria do bairro, largue mão disso. Estou falando sério, PARE com isso. Agora.

Não comece listando todas as razões que o impedem. "Mas tem cada programa tão bom, e eu fico muito cansado após o trabalho" ou "Preciso desses pequenos prazeres para continuar".

Se não consegue nem parar de assistir à TV por tempo suficiente para recompor a sua vida, você obviamente não quer mudar. Essa merda é elementar. É o mínimo *minimorum*, para ser honesto.

E aí, o que é que vai ser? Netflix ou uma nova carreira, com salário melhor? As rosquinhas ou um corpo do qual pode se orgulhar? Videogames ou um relacionamento amoroso?

Se você se sente uma bosta comendo porcaria todos os dias, por que é que continua fazendo isso?

E sempre que você pensa que algo o "impede" de parar, é só mais uma desculpa. Você consegue parar. Consegue e conseguirá. Pare de se enganar. Pare de deixar sua condição interna dominar a qualidade de sua vida. Volte a assumir o volante.

Se você continuar a ser conduzido por suas emoções, só vão sobrar arrependimentos. Mais cedo ou mais tarde, sentirá na pele aquela visão, deitado em seu leito de morte e pensando "e se...?". Não estou dizendo que suas emoções e sentimentos não são importantes; não estou pedindo para você se transformar num robô. O que ESTOU dizendo é que você precisa situar essas experiências em degraus bem mais inferiores em sua escala de importância e agir naquilo que vai fazer a maior diferença em sua vida.

Abastecemos nosso cérebro com uma desculpa corriqueira do tipo "Quero mudar minha vida, mas..." e continuamos assistindo à TV horas a fio, comendo *junk food*, perdendo um tempão no Facebook etc. Seja honesto com você mesmo.

VOCÊ NÃO QUER MUDAR! Se quisesse, já estaria fazendo isso! Questione você mesmo sobre esta merda.

Dê uma espiada longa e atenta em sua vida. Seja honesto consigo mesmo, identifique os comportamentos que estão bloqueando você. Destine todas as horas de sua vida em que estiver acordado para promover sua causa.

Chega de desculpas. Você não é nem um pouco diferente nem pior do que ninguém. Não é um maldito caso especial que precisa de regras diferentes do que os outros.

Você tem de fazer uma escolha, agora. Nunca vai mudar a sua vida, a menos que se livre dessas coisas. Chega de desculpas.

COMECE A PRATICAR OS ATOS QUE VÃO IMPULSIONÁ-LO ADIANTE

De novo, parece bastante simples, certo? Mudar a sua vida não tem a ver apenas com NÃO fazer certas coisas. Você também tem que se esforçar e construir os hábitos positivos que irão levá-lo ao rumo certo.

Se estiver insatisfeito no trabalho, saia e candidate-se a um outro emprego. Saia lá fora e faça *networking*. Procure nos classificados, converse com os amigos, peça referências.

Faça isso pra valer. Não fique prometendo que vai fazer só da boca para fora. Não se empolgue e depois adie para amanhã.

> "Você é o que você faz, não o que diz que faz."
> - Carl Jung

Faça um balanço das coisas que deseja alcançar. O que você realmente deseja conquistar? O que precisa fazer para chegar lá? Mapeie o próximo passo – responsabilize-se, momento a momento, por esses passos.

Esses dois passos, parar e começar, estão naturalmente ligados. Porque, psicologicamente, é difícil abandonar algo "de supetão". Especialmente quando é um hábito viciante, que afeta a própria química de nossos cérebros, como comida, sexo, drogas ou videogames.

Interromper seu mau hábito não ajuda, a menos que você o substitua por outra coisa, algo que realmente trabalhe a seu favor e seja um exemplo do novo tipo da vida que você realmente quer viver. Tem a ver com substituir sistematicamente o antigo pelo novo, forjando uma nova vida para si mesmo – o tipo de vida que você sempre quis.

Você tem que varrer o que é ruim para abrir espaço para o que é bom. Caso contrário, não terá elementos suficientes para essa nova vida. Você está desenvolvendo uma vida nova, item por item. O processo tem que ser completo e decisivo ou você sempre será contido e desacelerado em sua jornada para mudar, carregando esse peso morto.

Renuncie à TV, ao oceano de livros de autoajuda que você lê e não aplica, a comer em excesso, a acampar no sofá e a procrastinar. Substitua tudo isso por aulas de tango, clubes de leitura, comer para reabastecer, ciclismo e autoexpressão... SEJA LÁ O QUE FOR!

Precisa de apoio? Consiga um ótimo coach, o melhor que você consiga pagar. Se o dinheiro é um problema, entre em meu programa 1365, uma jornada de 12 meses de expansão e empoderamento pessoais. Está no meu site (garyjohnbishop.com) e você pode participar pelo custo diário de um cafezinho. Como eu disse, CHEGA DE DESCULPAS!

SAIA DE SUA CABEÇA

> "Tire um tempo para deliberar, mas quando chegar a hora de agir, pare de pensar e faça."
> - Napoleão Bonaparte

Existe uma hora para pensar e desenvolver a sua mente. Mas, em última análise, você tem que dar um passo à frente e colocar em ação o que você sabe.

Todas as afirmações deste livro, que agora são as suas afirmações, contribuem para isso. Você está disposto – a agir. E a abraçar a incerteza que vem junto com a ação.

"Sou persistente" não significa pensar ou assistir à TV persistentemente. Significa fazer persistentemente. Persistentemente entrar em ação, perseguir seus objetivos, agir e fracassar e, enfim, ter sucesso.

Nada do que já mostrei a você fará uma diferença sequer em sua vida, a menos que você tome as medidas necessárias. Você precisa *fazer* a diferença. Fazer acontecer.

Você tem que reivindicar sua grandeza. Não vou fazer isso por você. Nem sua mãe, nem seu cônjuge ou seu vizinho. A confiança não vai salvar você, o futuro não vai melhorar de repente, a sua preocupação não vai desaparecer de súbito e suas novas qualificações não vão torná-lo repentinamente assertivo ou confiável. Só você pode defender o seu potencial.

"Não se trata apenas de aproveitar o dia e sim de aproveitar o momento, a hora, a semana, o mês."

Este livro não foi feito para que você apenas o lesse, meditasse sobre ele e depois continuasse com sua vidinha fazendo sempre as mesmas merdas. Foi feito para você aplicá-lo.

Não pense: "Mais tarde vou aplicar isso".

Faça isto agora.

"Não sou inteligente o suficiente para fazer isto" – corta essa. Pare de venerar essa merda e entre em ação.

Não deixe sua mente controlar você por mais tempo. Pare de deixar a sua mente ficar detendo você, com suas desculpas, distrações e preocupações.

Você não é seus pensamentos. Você é seus atos. Você é o que você faz.

E seus atos são a única coisa que separam você de onde você está e de onde quer estar.

Não se trata apenas de aproveitar o dia e sim de aproveitar o momento, a hora, a semana, o mês. Trata-se de aproveitar sua bendita vida e reivindicar um lugar ao sol como se a sua vida dependesse disso.

Porque, na realidade, ela depende.

SOBRE O AUTOR

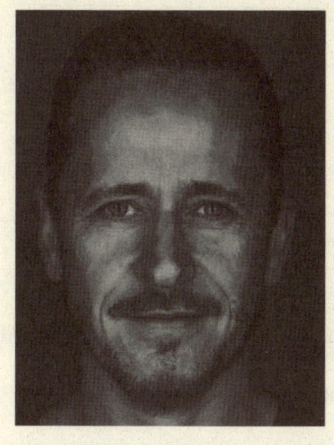

GARY JOHN BISHOP

Nascido e criado em Glasgow, na Escócia, Gary mudou-se para os Estados Unidos em 1997.

Isso abriu caminho para o mundo do desenvolvimento pessoal, especificamente a ontologia e a fenomenologia, em que ele recebeu um rigoroso treinamento durante alguns anos antes de se tornar um diretor de programa sênior em uma das empresas líderes mundiais em desenvolvimento pessoal. Após anos facilitando programas para milhares de pessoas em todo o mundo e mais tarde estudando e sendo influenciado pela filosofia de Martin Heidegger, Hans Georg Gadamer e Edmund Husserl, Gary está gerando sua própria marca de "filosofia urbana". Seu compromisso perpétuo de recrutar a capacidade das pessoas para exercer uma mudança real em suas vidas o impulsiona, dia após dia. Ele adota uma abordagem sem frescuras, sem babaquices; por isso, conquistou um numeroso e crescente séquito de seguidores, atraídos pela simplicidade e pela aplicação do trabalho dele no mundo real. Mora na Flórida com a esposa e três filhos.

DES
FODA-SE

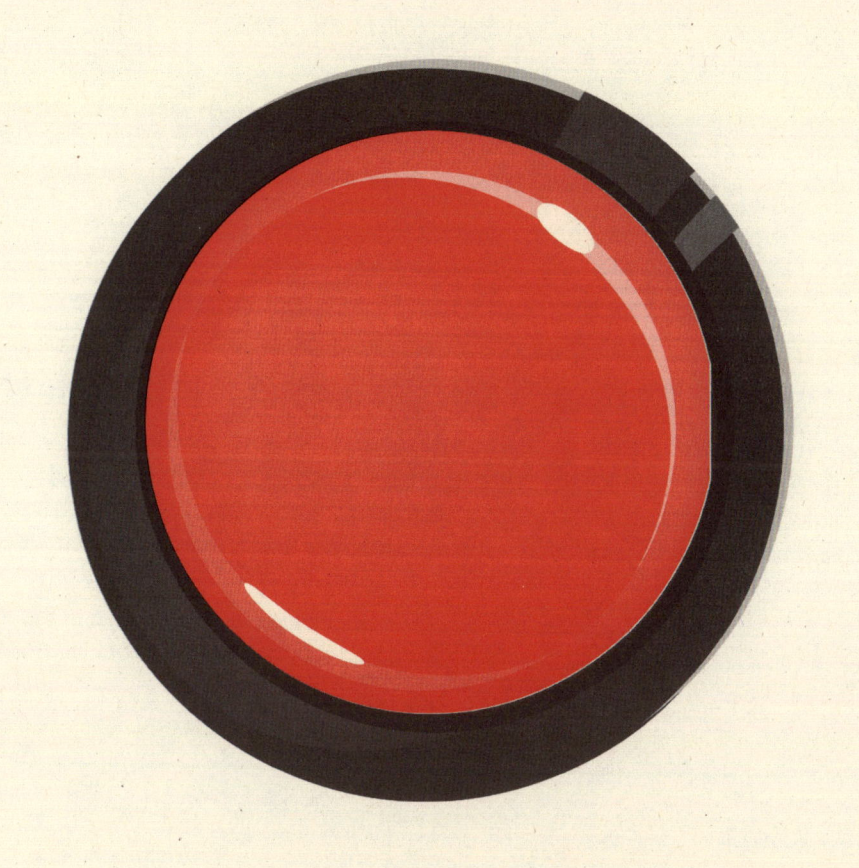

FONTE: Calluna

1ª REIMPRESSÃO: março|2019

#Novo Século nas redes sociais